MÉMOIRE

SUR LES

LUXATIONS DU COUDE,

PAR

Paul DENUCÉ,

Docteur en Médecine,
Aide d'Anatomie de la Faculté de Médecine de Paris,
ancien Interne Lauréat des Hôpitaux civils de la même Ville,
Vice-Président de la Société Anatomique.

PARIS.

GERMER BAILLIÈRE, LIBRAIRE-ÉDITEUR,
RUE DE L'ÉCOLE-DE-MÉDECINE, 17.

LONDRES et NEW-YORK,		MADRID,
H. BAILLIÈRE.		C. BAILLY-BAILLIÈRE.

1854

Paris. -- Imprimerie de RIGNOUX, rue Monsieur-le-Prince, 31.

MÉMOIRE

SUR LES

LUXATIONS DU COUDE.

PARIS. — RIGNOUX, IMPRIMEUR DE LA FACULTÉ DE MÉDECINE, rue Monsieur-le-Prince, 31.

MÉMOIRE

SUR LES

LUXATIONS DU COUDE,

PAR

Paul DENUCÉ,

Docteur en Médecine,
Aide d'Anatomie de la Faculté de Médecine de Paris,
ancien Interne Lauréat des Hôpitaux civils de la même Ville,
Vice-Président de la Société Anatomique.

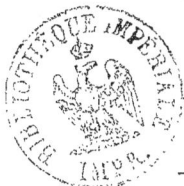

PARIS.

GERMER BAILLIÈRE, LIBRAIRE-ÉDITEUR,
RUE DE L'ÉCOLE-DE-MÉDECINE, 17.

LONDRES et NEW-YORK, | MADRID
H. BAILLIÈRE. | C. BAILLY-BAILLIÈRE.

1854

TABLE ANALYTIQUE

DES MATIÈRES.

MÉMOIRE

LUXATIONS DU COUDE.

Le *coude* est formé par trois os, présentant des surfaces articulaires très-étendues, très-inégales, et un engrènement très-compliqué.

Les changements de rapport qui peuvent se produire et persister entre ces surfaces, et qui constituent les luxations, sont très-nombreux, souvent difficiles à saisir et à étudier.

Depuis quelques années, l'attention des chirurgiens s'est fixée sur ces affections. Elles ont été observées, consignées et décrites sous toutes les formes; beaucoup a été fait sur ce sujet, et peu reste à faire.

Toutefois il m'a paru qu'en recherchant les faits épars dans les auteurs et dans les feuilles scientifiques, qu'en les étudiant avec soin, en les groupant, en les mettant dans leur véritable jour, et quelquefois en les considérant à un point de vue nouveau, quand une étude consciencieuse m'en a démontré la possibilité ou la nécessité, je pouvais faire non point un mémoire neuf dans la science, et utile pour tous, mais au moins un travail profitable pour moi, et peut-être intéressant pour quelques-uns.

Voici la marche que je me propose de suivre.

Je diviserai ce travail en quatre chapitres:

Dans un premier chapitre de prolégomènes, j'exposerai : 1° quelques considérations anatomiques qui me paraissent susceptibles d'éclairer quelques-unes des questions que j'aborderai dans le cours de ce travail, et qui, dès à présent, me permettront d'établir les divers déplacements qui peuvent se produire entre les extrémités osseuses qui composent l'articulation du coude ; 2° un rapide aperçu historique des luxations du coude, d'après lequel je constaterai quels sont ceux de ces déplacements qui ont été réellement observés; 3° de cette double étude, je déduirai la classification que je me propose de suivre et qui me paraît représenter le mieux l'état actuel de la science sur ce point.

Dans le deuxième, je traiterai des luxations du coude en général ; là je réunirai les faits qui, se rapportant également à toutes les espèces de luxations, m'entraîneraient dans des redites interminables, s'il me fallait en parler à propos de chacune d'elles.

Dans le troisième, je décrirai ces différentes espèces avec les variétés qu'elles présentent. Il m'a paru plus convenable de réserver la plupart des détails historiques pour ce chapitre, et de les placer en tête de chaque article ; chaque description d'ailleurs sera appuyée sur deux ordres de faits : sur l'expérimentation cadavérique, toutes les fois qu'elle sera susceptible d'éclairer mon sujet; sur l'observation clinique, avec laquelle je me ferai un devoir de contrôler toutes mes assertions.

Dans le quatrième enfin, je rapprocherai toutes ces luxations sous le point de vue des caractères qui permettent de les distinguer ; c'est-à-dire que j'exposerai leur diagnostic différentiel.

Je tâcherai, autant que cela me sera possible, d'être bref et concis, passant légèrement sur les faits connus ou dépourvus d'intérêt, pour m'attacher surtout à mettre en relief les points obscurs ou litigieux.

CHAPITRE IER.

PROLÉGOMÈNES.

---

§ Ier. — CONSIDÉRATIONS ANATOMIQUES.

J'étudierai successivement : 1° la disposition des os et des surfaces articulaires ; 2° celle des ligaments qui les unissent ; 3° celle des muscles qui les meuvent et qui les entourent.

1° *Disposition des os et des surfaces articulaires.*

Les deux segments osseux qui composent le squelette de l'avant-bras ne se font pas suite directement. Ils sont légèrement inclinés l'un sur l'autre, de manière à former un angle saillant en dedans ; la rencontre des axes de ces deux segments mesure un angle obtus de 170° environ.

L'articulation du coude, qui est le point d'union de ces deux segments, se dédouble en deux autres : l'une, dont l'axe est dirigé de dedans en dehors, et qui est l'articulation propre du bras avec l'avant-bras ; l'autre, dont l'axe est dirigé de haut en bas, et qui est l'articulation supérieure du radius avec le cubitus. Dans la position régulière du membre, l'axe de la première est horizontal ; il est sensiblement parallèle à une ligne située à quelques millimètres au-dessus, passant par les sommets de l'épicondyle et de l'épitrochlée, et dont la direction horizontale est facile à démontrer. L'axe de la seconde est vertical ; le fil à plomb, placé au niveau de l'articulation radio-cubitale supérieure, passe exactement au niveau de l'articulation radio-cubitale inférieure.

2

Les deux articulations qui composent l'articulation du coude présentent la forme générale d'un cylindre ou d'une portion de cylindre plein, reçus dans un cylindre ou une portion de cylindre creux.

Dans une articulation ainsi constituée, quels sont les mouvements qui peuvent se produire?

1° Avant tout, par le mécanisme des charnières, un mouvement de rotation autour de l'axe commun, dans lequel les deux surfaces cylindriques roulent l'une sur l'autre.

2° Un mouvement par lequel, les axes des deux cylindres emboîtés restant confondus, ceux-ci glissent l'un sur l'autre dans un sens parallèle à cet axe.

3° Un mouvement par lequel, les axes venant à se séparer, le cylindre enveloppé se dégagerait du cylindre enveloppant.

Examinons maintenant, en entrant dans le détail des particularités anatomiques que présentent les surfaces articulaires, quelles sont les limites qu'elles imposent, ou les obstacles qu'elles opposent à ces divers mouvements.

1° Dans l'articulation de l'avant-bras avec le bras que nous désignerons plus spécialement sous le nom d'*articulation du coude*, le cylindre plein est formé par l'extrémité inférieure de l'humérus, qui elle-même est composée de deux parties, la trochlée et le condyle.

Sur trois humérus appartenant, l'un à un homme très-robuste, l'autre à un homme de taille ordinaire, le troisième à une femme, j'ai recueilli les mesures suivantes :

	H. rob.	H. ord.	Femme.
Distance de l'épicondyle à l'épitrochlée....	71 mill.	59	52
Axe du cylindre........................	53	42	39
Largeur de la trochlée...................	26	22	20
Largeur du condyle.....................	25	20	19
Saillie de l'épitrochlée..................	14	13,5	11
Saillie de l'épicondyle..................	4	3,5	2

Le cylindre creux est formé par les extrémités du cubitus et du radius, qui se partagent à peu près la largeur de l'articulation, et répondent, la première, à la largeur de la trochlée, la seconde, à celle du condyle, avec cette différence que la cavité sygmoïde est un peu plus étroite que la trochlée qui la déborde, et que la cupule des radius déborde, au contraire, le condyle. Les chiffres doivent donc être à peu près renversés. La largeur de la cavité sygmoïde varie entre 19 et 25, et le diamètre de la tête du radius entre 28 et 26.

Le cylindre plein est presque complet au niveau des cavités olécrâniennes et coronoïdiennes, qui sont séparées par une lamelle dont l'épaisseur présente 4 millimètres environ. Au même niveau, le cylindre creux ou de réception présente à peu près une demi-circonférence, terminée par les deux apophyses coronoïde et olécrâne. Ce sont ces deux apophyses qui, par leur rencontre avec le fond des cavités olécrânienne et coronoïdienne, limitent les mouvements d'extension et de flexion. L'étendue du mouvement de l'avant-bras entre ces deux limites comprend donc un angle qui a pour mesure un peu moins d'une demi-circonférence.

En effet, dans l'extension forcée, les deux segments ne sont pas situés sur le même plan antéro-postérieur. Ils font encore un angle obtus, saillant en arrière, ouvert en avant de 155° environ. Dans l'extrême flexion, l'angle formé par les deux segments devient aigu, et est de 30° environ. Le mouvement antéro-postérieur de l'avant-bras sur le bras est donc représenté par un angle total de 125°.

L'articulation supérieure du radius avec le cubitus présente un cylindre osseux complet, la tête du radius, reçu dans un cylindre osséo-fibreux. La tête du radius a en moyenne de 23 à 24 de diamètre, de 72 à 76 de circonférence. Le rebord qui forme la surface cylindrique n'est réellement vertical qu'en dedans dans une étendue de 35 millimètres environ. En ce point, il est encroûté d'un cartilage épais et présente une hauteur de 10 à 11 millimètres. Dans le reste de son étendue, il est oblique sur le col et recouvert d'un cartilage beaucoup plus mince. Par la première portion, il correspond a la petite cavité sygmoïde; par la seconde, au ligament annulaire. La cavité sygmoïde offre de son extrémité antérieure à son extrémité postérieure, en suivant la courbe, de 19 à 20 millimètres, et en hauteur, de 12 à 13 millimètres.

Les surfaces osseuses, représentant ainsi un cylindre complet qui roule dans une portion de cylindre, n'opposent aucune limite au mouvement dans cette articulation. Mais l'articulation du radius avec le cubitus comprend, outre l'articulation supérieure que nous venons d'étudier, une articulation inférieure qui fait partie du poignet. Dans celle-ci, le cylindre plein appartient au cubitus; il n'est pas complet, à cause de l'apophyse styloïde qui fait saillie en dedans, et qui présente en avant et en arrière une petite gouttière. Le cylindre de réception appartient au radius; il représente moins d'un quart de circonférence. S'il n'existait pas de ligaments, le mouvement de pronation et de supination trouverait une limite dans la rencontre de ces deux extrémités de la petite cavité sygmoïde du radius avec l'apophyse styloïde du cubitus. Ce mouvement mesure environ un angle de 150°. Même dans cette limite extrême, il est bon de noter que les mouvements de pronation et de supination n'amènent jamais la rencontre du corps des deux os.

2° Les cylindres emboîtés ne sont pas uniformes, et la portion de cylindre plein représentée par l'extrémité inférieure de l'humérus n'offre pas partout le même rayon; elle présente d'un côté à l'autre une série de renflements et d'étranglements. Les renflements correspondent aux deux côtés de la trochlée et au condyle; les étranglement, à la gorge de la poulie et au sillon de séparation de la trochlée et du condyle.

Des différences analogues se rencontrent dans les parties de la cavité sygmoïde et de la tête du radius qui composent la portion de cylindre de réception. Il en résulte un véritable engrènement qui doit s'opposer au glissement des deux cylindres l'un sur l'autre, dans le sens de leur axe.

Un fait important à noter cependant, c'est que les saillies et les dépressions se font suite par des plans inclinés, en sorte que le mouvement de glissement, impossible dans les conditions naturelles, peut, à la rigueur, se produire par l'intervention d'un choc violent qui force les plans inclinés qui se font opposition à glisser l'un sur l'autre.

Voici des mesures prises sur trois articulations, l'une d'un homme robuste, l'autre d'un homme de taille ordinaire, la troisième d'une femme, et qui donnent l'idée précise de ces inégalités dans la surface des deux cylindres, et de l'engrènement qui en résulte :

	H. rob.	H. ord.	Femme.
Rayon du grand côté de la trochlée	16,5 m. 13,25		12,5
— de la gorge	11	9,5	9
— du petit côté	13	1,5	9,5
— du sillon entre la trochlée et le condyle	11	9	8,7
— du condyle	12,5	1,2	9,2

Ce qui frappe dans ce tableau, c'est que les diamètres vont en diminuant de dedans en dehors, et surtout que celui du grand côté de la trochlée dépasse de beaucoup les autres. En supposant, comme nous l'avons établi, que l'axe de l'articulation est à peu près horizontal, on voit néanmoins que la surface articulaire de l'humérus est oblique de bas en haut et de dedans en dehors. Le résultat le plus immédiat de cette disposition est de déterminer dans la flexion le rapprochement de l'avant-bras et de l'axe du corps, et par conséquent de faciliter la préhension.

Quant à l'articulation radio-cubitale, si les surfaces cylindriques ne présentent pas des inégalités susceptibles d'empêcher les mouvements de glissement suivant l'axe, des obstacles d'une bien autre importance se rencontrent dans l'articulation directe des deux extrémités du radius avec l'humérus et avec le carpe.

3° Les deux portions de cylindre qui composent l'articulation du coude peuvent se dégager l'une de l'autre ; cela ressort évidemment de ce fait, que la cavité sygmoïde qu'embrasse la trochlée ne dépasse pas une demi-circonférence.

Mais nous devons étudier ici dans quel sens ce dégagement est possible, et dans quel sens il est impossible.

Ce dégagement n'est possible ni directement en avant ni directement en arrière. L'apophyse coronoïde dans le premier sens, l'olécrâne dans le second, y font opposition. C'est dans l'extension et dans la flexion extrêmes que cette opposition est le plus faible ; et même alors, dans le premier cas, le bec coronoïdien fait encore au-dessus de l'extrémité inférieure de l'humérus une saillie de 5 à 7 millimètres ; et, dans le second, le bec olécrânien une saillie de 10 à 13 millimètres.

Ce n'est donc que par l'intervention d'une force directe ou d'un mouvement de bascule qui entraînera l'humérus en haut ou le cubitus en bas que ce dégagement pourra avoir lieu.

Les obstacles qui s'opposent au dégagement du radius sont moins considérables. La cupule et la petite cavité sygmoïde ne présentent que 1 à 2 millimètres de profondeur ; la réception du condyle huméral dans la cupule radiale empêche le dégagement de la tête du radius dans tous les sens. Après séparation de ces deux os, la réception de la tête du radius dans la petite cavité sygmoïde du radius gêne encore son passage direct en avant ou en arrière, et le dégagement ne peut avoir lieu que dans une direction plus ou moins oblique en dehors.

2° *Disposition des ligaments.*

L'étude des ligaments, comme celle des surfaces articulaires, offre un grand intérêt au point de vue des luxations. Les ligaments, en effet, limitent certains mouvements, et empêchent, tant qu'ils conservent leur intégrité, les déplacements qui, comme nous venons de le voir, seraient encore possibles entre les surfaces articulaires.

Une manière très-instructive d'étudier ces ligaments, et qui permet de saisir très-exactement les rapports qu'ils présentent avec les mouvements articulaires, consiste à les étudier par leur surface interne ; on les aperçoit par transparence à travers la synoviale, et on saisit ainsi facilement la direction de leurs fibres, leur véritable point d'insertion, et la longueur réelle de leur portion libre.

Nous étudierons, pour les ligaments comme pour les surfaces articulaires : 1° ceux de l'articulation du coude ; 2° ceux de l'articulation radio-cubitale.

Les ligaments de l'articulation du coude forment une capsule irrégulière, sur laquelle deux gros faisceaux de renforcement constituent les ligaments latéraux ; les parties antérieure et postérieure de cette capsule, qu'on désigne sous le nom de *ligaments antérieur* et *postérieur,* sont très-minces, mais pourvues cependant de faisceaux de fibres qui leur donnent une certaine résistance.

Le ligament latéral interne est triangulaire et radié ; son sommet s'insère, au-dessous de l'épitrochlée, sur la face externe de la trochlée, et forme autour de l'axe de la trochlée un demi-cercle concentrique au bord de cette même trochlée. Partant de là, les fibres vont en rayonnant s'insérer à tout le bord interne de la cavité sigmoïde, depuis l'apophyse coronoïde jusqu'au sommet olécrânien. Les fibres qui le composent offrent partout la même longueur, qui est à peu près celle du rayon du grand côté de la trochlée. Ce ligament est très-résistant ; il empêche : 1° toute séparation directe entre la trochlée et la cavité sigmoïde, et par conséquent le dégagement de l'un des deux os en avant ou en arrière ; 2° tout glissement de la cavité sigmoïde en dehors ; 3° il ne s'oppose pas au glissement de la cavité sigmoïde en dedans, mais il le limite. En effet, ce ligament, ayant à peu près la longueur du rayon du grand bord de la trochlée, varie entre 12 et 16 millimètres. La largeur de la cavité sigmoïde varie entre 21 et 25 ; en sorte que ce ligament ne peut évidemment permettre que la cavité sigmoïde passe entièrement en dedans de la trochlée et vienne embrasser par sa concavité l'épitrochlée. 4° Lorsque le mouvement d'extension a ramené l'olécrâne dans la cavité olécrânienne par ses fibres antérieures, qui n'ont que la longueur du rayon de la trochlée, il empêche l'apophyse coronoïde de quitter la trochlée, et par conséquent les deux surfaces de s'abandonner par le pivotement de l'humérus sur l'olécrâne. 5° Lorsque le mouvement de flexion a ramené l'apophyse coronoïde dans la cavité coronoïdienne, par ses fibres olécrâniennes, qui souvent ont été décrites comme un ligament particulier, il empêche de même l'olécrâne de se séparer de la trochlée, et l'humérus de pivoter sur l'apophyse coronoïde. Le ligament latéral interne contribue donc pour sa part à limiter les mouvements d'extension et de flexion.

Le ligament latéral externe est beaucoup plus compliqué; il se confond en effet avec un ligament qui appartient à l'articulation radio-cubitale, le ligament annulaire. Ces deux ligaments peuvent difficilement s'étudier l'un sans l'autre; aussi renverrons-nous à l'histoire du ligament annulaire le complément des détails qui concernent le ligament latéral externe.

A ne le considérer que dans ses rapports avec l'articulation du coude proprement dite, le ligament latéral externe offre la disposition suivante : il a, comme le ligament interne, une forme triangulaire; son sommet, plus large, s'insère sur une assez grande surface de la face externe du condyle sous l'épicondyle; sa base se divise manifestement en deux faisceaux divergents qui passent tous les deux au-dessous de la tête du radius, l'un en avant, l'autre en arrière, et vont s'insérer, par deux faisceaux distincts, au bord antérieur et au bord postérieur de la petite cavité sygmoïde du cubitus.

Ce ligament ainsi constitué est très-résistant; comme le ligament interne, 1° il applique et maintient appliquée contre le condyle la tête du radius, dont il embrasse le col comme une boutonnière; il empêche par conséquent la séparation directe des deux surfaces articulaires en dehors, comme le ligament latéral interne en dedans; 2° il s'oppose à tout glissement du radius et du cubitus de dehors en dedans, comme le ligament interne de dedans en dehors; 3° il permet, à le considérer isolément, un léger glissement de ces deux os en dehors; dans ce mouvement, le centre du condyle ne peut dépasser le bord de la cupule du radius. Quand les deux ligaments existent, le mouvement de glissement en dedans ou en dehors que chacun d'eux permet est nul. 4° Les deux faisceaux dans lesquels se dédouble ce ligament venant s'insérer, l'un à la base de l'apophyse coronoïde, l'autre à la base de l'olécrâne, le premier se tend dans l'extension forcée, et contribue par conséquent, avec la partie anté- rieure du ligament interne, à maintenir l'apophyse coronoïde contre la trochlée; le second se tend dans la flexion externe, et concourt aussi pour sa part à empêcher l'écartement de l'olécrâne, et par con- séquent à limiter le mouvement de flexion.

Ces deux ligaments sont les plus importants de l'articulation du coude; il en existe en outre deux autres : d'abord un ligament anté- rieur, qui offre beaucoup moins de résistance, dont les fibres cepen- dant sont assez apparentes et dirigées en divers sens. Il s'insère en haut au-dessus de la cavité coronoïdienne; sur les côtés, aux éminences épicondyle et épitrochlée; il présente en ce point quelques faisceaux directement transverses; plus bas, il se continue avec les ligaments interne et externe. Inférieurement il se termine par deux faisceaux, l'un directement vertical, qui vient se terminer en avant du sommet coronoïdien, l'autre oblique de haut en bas et de dedans en dehors, qui semble venir de l'épitrochlée et du ligament interne, et qui vient se jeter obliquement sur le ligament annulaire en s'entre-croisant avec le faisceau que le ligament externe envoie antérieurement à celui-ci : 1° ce ligament est relâché dans la flexion; 2° il peut per- mettre alors le dégagement de l'humérus en arrière, jusqu'au point où l'apophyse coronoïde repose sur la partie inférieure et un peu postérieure de la trochlée; 3° il est tendu dans l'extension forcée, et limite par conséquent ce mouvement.

Le ligament postérieur s'insère en haut au pourtour de la cavité olécrânienne, se confond latéralement avec les ligaments latéraux, de manière à compléter la capsule, et s'attache en bas à toute la surface qui constitue le sommet de l'olécrâne; on le dit peu résis-

3

tant. Cependant, lorsqu'on l'examine par sa face interne, on aperçoit un faisceau de fibres de forme triangulaire, dont le sommet se fixe à la pointe même de l'olécrâne, et la base aux deux côtés de la cavité olécrânienne. C'est dans le faisceau dont le trigone vésical donne assez bien l'idée que réside la résistance de ce ligament, qui me paraît plus grande qu'on ne l'admet généralement : 1° ce ligament est relâché dans l'extension ; 2° il permet, quand il est relâché, le dégagement de l'humérus en arrière jusqu'au point où le sommet de l'olécrâne repose sous la trochlée, et le dégagement en avant de l'extrémité humérale tout entière ; 3° il est tendu dans la flexion forcée ; il limite en conséquence ce mouvement et s'oppose à toute disjonction des surfaces.

Remarquons la solidarité qui existe entre les deux ligaments antérieur et postérieur. Quand l'un est relâché et pourrait permettre un certain nombre de déplacements, l'autre est tendu et empêche qu'ils se produisent. L'intégrité des deux ligaments les rend donc impossibles.

L'étude des ligaments de l'articulation radio-cubitale n'offre pas moins d'intérêt. Ces ligaments sont au nombre de deux : l'un, bien connu dans sa forme et ses usages, est le ligament annulaire. Nous connaissons déjà plusieurs des éléments qui entrent dans la composition du ligament annulaire : 1° les deux faisceaux de division du ligament externe, qui vont se fixer aux deux extrémités de la petite cavité sygmoïde ; 2° un faisceau oblique en sens inverse, qui semble venir du ligament interne ou au moins du ligament antérieur, et croiser le faisceau antérieur du ligament externe. Voici comment est complété le ligament annulaire : du bord externe de l'apophyse coronoïde, au-dessus par conséquent de la terminaison du faisceau antérieur du ligament externe, part un faisceau fibreux qui se confond bientôt avec celui qui émane du ligament antérieur. Ce faisceau se dirige de haut en bas et de dedans en dehors, croise la branche antérieure du ligament externe, entoure en cravate la tête et le col du radius, remonte à la partie postérieure, croise de nouveau la branche postérieure du ligament externe, et va s'insérer au bord externe de l'olécrâne, au-dessus de la petite cavité sygmoïde. Ce ligament constitue avec la petite cavité sygmoïde un véritable anneau, dont l'orifice inférieur est un peu plus étroit que le supérieur, et qui embrasse exactement la tête du radius et la fixe contre la petite cavité sygmoïde. 1° Le ligament annulaire, considéré isolément, empêche toute diduction du radius en dehors; 2° il permet une légère oscillation du radius en avant et en arrière; 3° il permet un mouvement complet de rotation du radius sur son axe. Quelques-unes de ces actions du ligament annulaire peuvent être singulièrement modifiées par la présence ou l'absence du ligament externe, qui, comme je l'ai dit, se confond avec le ligament annulaire.

Le ligament externe existe-t-il, le mouvement du radius en avant et en arrière ne peut avoir lieu, à cause de l'obstacle qu'opposent à ce mouvement les faisceaux antérieur et postérieur du ligament externe, qui se tend et résiste. Est-il, au contraire, rompu, le ligament annulaire qui embrasse la tête du radius, n'étant plus retenu par en haut, tend à glisser au-dessous de cette tête et à embrasser le col du radius; c'est-à-dire qu'au lieu d'embrasser une circonférence de 70 à 80 millim., il n'embrasse plus qu'une circonférence de 45 à 55. De là un écartement possible entre le radius et le cubitus, qui va jusqu'à 5 et 7 millim., qui permet une migration du radius en dehors, en avant et en arrière, et explique, comme nous le verrons plus tard, les luxations du radius sans rupture du ligament annulaire.

L'intégrité ou l'altération du ligament externe n'influe du reste en rien sur les mouvements de rotation du radius, qui reste libre dans un anneau; la tête de cet os semble donc devoir tourner complétement sur son axe. Cependant, lorsque le radius, par son extrémité inférieure, est détaché du cubitus, que les ligaments radio-cubitaux inférieurs, le ligament interosseux, la corde de Weibrecht même, sont coupés, on s'aperçoit que les mouvements du radius sur son axe, qui correspondent aux mouvements de pronation et de supination, sont encore bornés dans ces deux sens, de telle sorte que le mouvement, qu'il est facile de mesurer en marquant le rapport d'un point fixe du cubitus, de l'apophyse coronoïde par exemple, avec un point correspondant du bord de la capsule du radius, parcourt entre ses limites extrêmes un angle de 120° seulement.

J'ai dû rechercher quel était l'obstacle que rencontrait ainsi ce mouvement. Après avoir fendu le ligament annulaire par son côté externe, j'ai reconnu qu'il existait un autre ligament très-remarquable, très-facile à retrouver, mais qui a échappé jusqu'à présent aux anatomistes. Ce ligament est de forme quadrilatère; il s'étend de tout le bord inférieur de la petite cavité sygmoïde du cubitus jusqu'à la partie opposée du col du radius; il a de 12 à 14 mill. de longueur sur autant de largeur; il permet donc un écartement considérable du radius et du cubitus, quand le ligament annulaire n'existe plus; il est, par sa face supérieure, recouvert par la synoviale; celle-ci forme de petits plis transversaux très-fins, qui indiquent un état habituel de relâchement. Par son origine au-dessous de la cavité sygmoïde, il se confond avec les points d'attache du ligament annulaire, de telle sorte que ce ligament et les deux faisceaux du ligament annulaire ressemblent à un ligament unique, qui, partant de tout le pourtour de la petite cavité sygmoïde, ne tarde pas à se trifurquer; par ses bords, il se continue avec la synoviale, qui, du bord inférieur du ligament annulaire, va, en formant un cul-de-sac inférieur, se fixer à tout le pourtour du col du radius. Le ligament que j'étudie peut même être considéré comme une simple dépendance de cette synoviale, qui, en ce point, est fixée à deux surfaces osseuses par ses deux extrémités, et qui de plus est doublée par un certain nombre de faisceaux fibreux bien évidents, étendus de la cavité sygmoïde au col du radius. Ce ligament peut prendre le nom de *ligament carré radio-cubital,* par opposition au ligament triangulaire de l'articulation radio-cubitale inférieure, et au ligament rond ou corde de Weibrecht, qui, comme on le sait, s'étend obliquement du cubitus, où il s'insère, un peu au-dessous de la cavité sygmoïde, au radius, sur lequel il se fixe un peu au-dessous de la tubérosité bicipitale (v. fig. 1).

L'action de ce ligament dans les mouvements de pronation et de supination est extrêmement remarquable. Comme je l'ai dit, le radius et le cubitus étant libres dans leur partie inférieure, le ligament carré suffit pour borner ces deux mouvements. Dans le mouvement de pronation, il s'enroule autour du col du radius ; son bord antérieur est relâché, et le mouvement est borné quand son bord postérieur est tendu. Dans la supination, l'enroulement se fait dans un sens opposé, et va jusqu'à la tension du bord antérieur du ligament.

Le ligament carré radio-cubital peut donc limiter la supination et la pronation. Quoique peu épais et composé de faisceaux de fibres assez faibles, il acquiert par l'enroulement un degré de résistance assez considérable, et qu'une torsion directe imprimée au radius par une seule main a de la peine à vaincre.

Mais ce ligament n'est pas le seul obstacle que rencontrent les mouvements de pronation et de supination. A considérer l'ensemble des ligaments qui réunissent le radius et le cubitus, voici ce que j'ai pu constater :

Tous les ligaments étant intacts, de la pronation forcée à la supination forcée, le radius accomplit une révolution sur son axe de 120 degrés environ. Dans ces deux mouvements, le ligament interosseux et le ligament triangulaire sont relâchés ; ils n'agissent donc pas sur ces mouvements. Dans la pronation forcée, la corde de Weibrecht est relâchée, le ligament postérieur de l'articulation radio-cubitale inférieure et le bord postérieur du ligament carré sont tendus ; dans la supination, au contraire, sont tendus le ligament antérieur de l'articulation radio-cubitale inférieure, la corde de Weibrecht, et le bord antérieur du ligament carré.

Tous les ligaments qui sont tendus ensemble arrêtent le mouvement au même point, comme on peut s'en assurer dans la pronation, en coupant tantôt le ligament carré, tantôt le ligament radio-cubital postérieur ; et dans la supination, en ne laissant que l'un des trois ligaments, qui, à l'état normal, sont tendus : le ligament radio-cubital antérieur, la corde de Weibrecht, et le ligament carré.

Les ligaments qui agissent dans le même sens sont donc solidaires; ils se renforcent à l'état normal, et , dans un mouvement forcé, l'un d'eux ne peut être lésé sans qu'il y ait un retentissement sur l'autre.

Les ligaments qui bornent la pronation sont donc le ligament radio-cubital postérieur et le ligament carré : ceux qui bornent la supination, le ligament radio-cubital antérieur, la corde de Weibrecht, le ligament carré.

Le ligament carré, qui agit principalement à la partie supérieure du radius, trouve encore un auxiliaire dans la disposition de la synoviale, dont nous avons vu qu'il pouvait être considéré comme une dépendance. Cette synoviale, en effet, forme un repli libre entre le bord inférieur du ligament annulaire et le col du radius, auxquels elle se fixe. Ce repli flottant de la synoviale était nécessaire pour permettre à la tête du radius de rouler dans un sens ou dans l'autre; mais, à mesure que cette rotation s'accomplit, il devient moins libre et s'étend. Dans les mouvements de pronation et de supination, il se trouve tendu comme le ligament carré, et ajoute par conséquent à la résistance qu'offre celui-ci. La résistance que peut apporter la synoviale n'est, du reste, pas bien grande; elle est facile à vaincre quand le ligament carré est coupé, et celui-ci semble plutôt destiné à la protéger, en arrêtant le mouvement au moment où elle est tendue.

Le ligament carré, considéré en dehors des mouvements de pronation et de supination, est assez étendu pour permettre, sans rupture, à la tête radiale de se placer en avant , en arrière, au-dessous et au-dessus de la petite cavité sygmoïde.

3° *Disposition des muscles autour de l'articulation.*

Outre les ligaments passifs qui unissent les extrémités articulaires, chaque articulation possède, suivant l'expression de M. Cruveilhier, des ligaments actifs, qui, comme les premiers, maintiennent l'articulation, mais sont, de plus, susceptibles de s'allonger, de se raccourcir, et de se prêter par conséquent à tous les mouvements de l'articulation : ce sont les muscles. Les muscles qui concourent à former le coude sont ceux du bras et de l'avant-bras; ils convergent tous vers l'articulation, qu'ils dépassent un peu, les uns de haut en bas, les autres de bas en haut, et se fixent aux tubérosités et aux apophyses qui bordent l'articulation, après s'être ainsi entre-croisés.

Une bonne manière de se rendre compte de cet état de choses, c'est de considérer l'articulation du coude comme l'union de deux anneaux d'une chaîne passés l'un dans l'autre. Les deux anneaux sont osséo-musculaires : l'un, supérieur, est formé par les muscles du bras, s'insérant en haut à l'humérus et à l'omoplate; en bas, à l'extrémité antérieure et postérieure de la surface articulaire radio-cubitale; l'autre, inférieur, formé par les muscles de l'avant-bras, s'insérant en bas au poignet et aux os de l'avant-bras; en haut, aux extrémités latérales de la surface articulaire de l'humérus. Quatre faisceaux musculaires composent ainsi ces deux anneaux : deux brachiaux, dont un extenseur et l'autre fléchisseur; deux antibrachiaux, dont l'un aussi est extenseur et l'autre fléchisseur.

Les quatre faisceaux musculaires répondent chacun à un ligament dont ils renforcent l'action; mais, les ligaments coupés, ils ne suffisent pas à jouer le même rôle que ceux-ci; la grande distance qui sépare leurs attaches, leur mobilité, la variation incessante de leur longueur, ne les rendent pas propres à limiter rigoureusement les mouvements de l'articulation, et par conséquent à s'opposer à la production des déplacements. Les muscles n'empêchent pas les déplacements, parce qu'ils cèdent et sont tiraillés, mais par cela même qu'ils sont tiraillés, ils impriment une certaine direction au déplacement (chevauchement, etc.), et comme ce tiraillement a une limite, ils contribuent à arrêter les déplacements, à les borner, et à leur donner, en un mot, ces formes fixes sous esquelles ils se présentent à nous , et qui constituent les diverses espèces de luxation.

Les muscles , d'ailleurs , jouissent de trois propriétés bien remarquables, et qu'il importe de mentionner ici , parce que nous aurons par la suite à en faire de nombreuses applications :

1° La force de contraction volontaire bien connue , et qu'il nous suffit de mentionner.

2° La force de rétraction, que l'on divise en primitive et secondaire: la première est cette propriété qu'ont les muscles, quand ils sont divisés ou relâchés, de revenir naturellement sur eux-mêmes dans une certaine limite ; la seconde , moins connue , qui se manifeste surtout dans cet accident consécutif des amputations qu'on appelle la *conicité des moignons*, attribuée par Pouteau (1) à l'existence d'une inflammation antécédente, et qui est la propriété qu'ont les muscles de se rétracter lentement pendant un certain temps.

3° La *force de tension,* bien étudiée par M. Malgaigne (2) , qui est cette propriété qu'ont les muscles vivants d'opposer une grande résistance aux efforts de traction.

Les considérations anatomiques dans lesquelles nous venons d'entrer nous permettent d'arriver à la détermination précise des déplacements qui peuvent se produire dans l'articulation du coude.

Pour qu'il y ait déplacement, il faut que les surfaces articulaires s'abandonnent dans une certaine étendue. Or on ne conçoit, dans l'articulation du coude, ces déplacements que dans quatre sens, suivant que l'une des surfaces articulaires passe en avant, en arrière , en dedans ou en dehors de l'autre. Dans chaque direction, le déplacement peut être plus ou moins considérable, et suivant que les surfaces articulaires se sont complétement ou incomplétement

(1) *OEuvr. posth.*, t. 2 , p. 403.

(2) *Anat. chir.*, t. 1, p. 110; *Journ. des progrès,* t. 3 , p. 192.

abandonnées , on a établi la division des déplacements en *complets* et *incomplets.*

Dans ces derniers temps, cette distinction a été vivement attaquée, surtout par M. Deville (1). Dans une discussion soulevée dans le sein de la Société anatomique, à propos d'une luxation latérale interne du coude, présentée par M. Broca, M. Deville établit d'abord que « s'il s'agit d'une articulation formée par deux surfaces osseuses opposées, l'une concave, l'autre convexe, on n'y observe jamais que des luxations complètes. » Puis il ajoute : « Mais, lorsqu'il s'agit d'articulations complexes, à surfaces multiples et irrégulières , le mot *luxation incomplète* devient le sujet d'une mauvaise chicane, et en voici la preuve. Prenons pour exemple l'articulation du genou : il faudrait réserver le nom de *luxation complète du genou* à celle dans laquelle non-seulement le tibia et le fémur sont isolés entièrement, mais encore dans laquelle la rotule serait elle-même déplacée, car il y a trois articulations partielles dans la grande articulation du genou, les deux condyles et celle de la rotule ; et à ne prendre que l'articulation du tibia avec le fémur, que par une action traumatique, le condyle interne abandonne la tubérosité interne et vienne s'appliquer sur la cavité de la tubérosité externe du tibia , on appellera cela une *luxation incomplète*, comme s'il n'y a pas luxation complète entre les tubérosités et les condyles correspondants... Presque tout ce qui précède sur les luxations du genou pourrait être dit aussi des luxations du coude... »

Mais on peut répondre à M. Deville : 1° Le tibia ne forme avec le fémur qu'une seule articulation, et lorsque le condyle interne vient se mettre en rapport avec la tubérosité externe du tibia, la luxation non pas de chaque condyle, mais de toute la tête du fémur, n'est qu'incomplète, et la preuve, c'est que les deux extrémités os-

---

(1) *Bullet. de la Soc. anat.*, 1849, p. 275.

seuses ne s'abandonnent et qu'il n'y a pas chevauchement, ce qui me paraît être le caractère essentiel de la luxation incomplète.

2° Il n'y a que deux articulations dans l'articulation du genou : celle du fémur avec le tibia et celle de la rotule avec le fémur. Chacune peut être considérée isolément, et une luxation entre le tibia et le fémur pourra fort bien être complète, sans que l'on ait besoin de faire intervenir la position que la rotule a prise ; de même qu'une luxation de l'avant-bras peut être complète sans qu'il soit nécessaire que le radius soit déplacé sur le cubitus.

J'ai déjà eu occasion de présenter mes idées sur ce sujet dans un mémoire lu à la Société anatomique en 1851 (1).

Toutes les articulations se rapportent à trois types : 1° une portion de sphère emboîtée dans une portion de sphère (énarthrose) ; 2° une surface plane juxtaposée à une surface plane (arthrodie) ; 3° une portion de cylindre reçue dans une portion de cylindre (ginglyme).

Je ne conçois pas plus que M. Deville que deux portions de sphère concentrique puissent se quitter incomplétement. Si elles cessent d'avoir un seul point commun, elles sont également séparées dans toutes leurs surfaces ; seulement elles peuvent être rejetées à une plus ou moins grande distance l'une de l'autre, de telle sorte que les deux sphères qu'elles représentent se coupent, soient tangentes ou complétement écartées l'une de l'autre. Dans les deux premiers cas, la surface ou le bord de l'une peut garder un point de contact avec le bord de l'autre ; c'est ce qu'on appelle *luxation incomplète*, terme faux qui signifie simplement que l'écartement des surfaces n'est pas très-grand, et qu'on pourrait remplacer par celui de *subluxation*.

2° Mais deux surfaces planes juxtaposées peuvent évidemment se quitter complétement ou incomplétement, parce que deux plans

(1) *Bullet. de la Soc. anat.*, 1851, p. 296.

peuvent cesser d'être en rapport par plusieurs points, sans cesser d'être juxtaposés. On peut donc, pour les arthrodies, admettre les *luxations complètes* et *incomplètes;* le chevauchement qui accompagne les premières légitime cette distinction.

3° Enfin, dans les ginglymes, où un demi-cylindre est reçu dans un demi-cylindre, comme au coude, par exemple, la coupe antéro-postérieure représentant l'emboîtement de deux portions de circonférence concentriques, celles-ci ne peuvent pas non plus se quitter incomplétement; en sorte que d'avant en arrière il ne peut pas y avoir de luxation incomplète, mais seulement des luxations et des subluxations. Dans le sens transversal, au contraire, la coupe étant représentée par la juxtaposition de deux lignes sensiblement droites ou du moins simplement dentelées, celles-ci peuvent, comme les surfaces planes, s'abandonner *complétement* ou *incomplétement,* toujours avec cette différence essentielle, que le chevauchement caractérise l'une d'elles.

En résumé, nous n'admettons que des luxations et des subluxations dans les énarthroses et dans le sens antéro-postérieur des ginglymes; nous admettons des luxations complètes et des luxations incomplètes dans les arthrodies et dans le sens latéral des ginglymes.

Nous pouvons donc établir d'avance que dans l'articulation du coude nous aurons à étudier : 1° des luxations complètes et des subluxations en avant et en arrière ; 2° des luxations complètes et incomplètes en dedans et en dehors.

Nous avons dit que l'articulation du coude se composait de deux articulations partielles : celle de l'humérus avec le radius et le cubitus réunis, celle du radius avec le cubitus. Nous devrions donc étudier successivement : 1° les déplacements entre l'humérus, d'une part, et le radius et le cubitus, de l'autre ; 2° ceux du radius sur le cubitus. L'usage a prévalu de considérer le déplacement comme se faisant aux dépens de l'os situé au-dessous ou plus près de l'extrémité libre du membre. Pour la grande articulation du coude, nous étudierons donc les luxations de l'avant-bras sur le bras ; pour l'articulation du radius avec le cubitus, dans laquelle les os sont placés à côté l'un de l'autre, nous considérerons naturellement comme déplacé l'os qui a quitté sa position normale, c'est-à-dire qui a perdu ses rapports avec l'humérus, et pour établir plus d'unité dans la nomenclature, c'est dans ces changements de rapport de chacun de ces os avec l'humérus que nous chercherons les désignations propres à caractériser chacun de ces déplacements. A la suite des luxations de l'avant-bras sur le bras, nous aurons donc à étudier les luxations isolées : 1° du cubitus sur l'humérus ; 2° du radius ; 2° du radius dans un sens, du cubitus dans l'autre, comme il en existe quelques exemples.

Après avoir établi les diverses espèces de déplacement qui peuvent se rencontrer dans l'articulation du coude, une question intéressante se présente ; c'est celle-ci : *Dans quelles conditions*, en raison des dispositions anatomiques que nous avons reconnues, ces déplacements peuvent-ils se produire ?

Les déplacements ne peuvent se faire que dans quatre sens : en avant, en arrière, en dehors, en dedans. L'idée la plus simple, pour que ces déplacements se produisent, est que l'une des deux surfaces glisse sur l'autre dans un de ces quatre sens ; mais il ressort naturellement des considérations anatomiques dans lesquelles nous sommes entré, que dans chacun de ces sens, ce glissement des deux surfaces l'une sur l'autre rencontre des obstacles sérieux.

L'apophyse coronoïde et l'olécrâne, ainsi que la partie antérieure et la partie postérieure de la cupule radiale, empêcheront les déplacements en avant et en arrière. Même dans l'extension forcée, où l'apophyse coronoïde fait la moindre opposition, et dans la flexion forcée, où l'obstacle qui provient de l'apophyse olécrâne est réduit à son minimum, la première fait encore sur la trochlée une projection de 5 à 7^{mm}, et la seconde de 10 à 13.

Quant aux déplacements latéraux, outre l'obstacle que leur oppose la réception de l'apophyse coronoïde et de l'olécrâne dans les cavités coronoïdienne et olécrânienne, au moment de l'extension et de la flexion extrêmes, même dans la demi-flexion, nous avons vu que les saillies et dépressions successives qui se rencontrent sur les surfaces articulaires constituent un véritable engrènement qui s'oppose au glissement direct des deux surfaces dans le sens de leur axe.

M. Malgaigne, qui le premier a mis dans tout leur jour les conséquences de ce fait anatomique (1), est absolu dans son opinion et nie complétement la possibilité du déplacement latéral par simple glissement.

Une objection se présente cependant, et elle s'applique également aux obstacles que les déplacements trouvent dans le sens antéro-postérieur et latéral ; c'est que ces obstacles sont constitués par l'opposition de plans inclinés et non de plans perpendiculaires, comme dans un véritable engrenage. Or, lorsque des plans inclinés sont poussés l'un vers l'autre, il s'établit une décomposition de forces en vertu de laquelle une portion de la force employée devient perpendiculaire aux deux plans et se neutralise, tandis que l'autre devient parallèle à ces mêmes plans et les entraîne en sens opposé.

Plus la direction de la force à laquelle sont soumis les plans inclinés se rapprochera de la perpendiculaire, plus la portion perdue sera considérable ; plus elle se rapprochera, au contraire, de la parallèle, plus la perte sera atténuée. Cette déperdition de force est encore accrue, parce que les plans inclinés qui se font opposition sont légèrement paraboliques et surtout parce qu'ils ne peuvent se déplacer qu'après la déchirure préalable de certains ligaments.

Tout en ne niant pas absolument la possibilité des déplacements par propulsion directe, nous sommes donc fondé à penser que la force considérable qu'ils exigent pour se produire se rencontre difficilement, et que lorsqu'elle existe, elle entraînera des désordres graves, des fractures, des arrachements d'extrémités osseuses, qui changeront la nature et la physionomie des déplacements.

(1) *Anat. chir.*, t. 2, p. 452.

Notre conclusion se rapproche donc de beaucoup de celle de M. Malgaigne : les déplacements simples par glissement direct sont *à peu près* impossibles.

Les surfaces articulaires ne pouvant glisser l'une sur l'autre à cause de l'engrenage qu'elles présentent, il n'est plus possible de concevoir leur déplacement sans une séparation directe, un *écartement* des deux surfaces.

Cet écartement ne suffit pas toutefois pour produire le déplacement ; si l'écartement est simple, les muscles, qui tendent sans cesse à rapprocher les extrémités articulaires, les remettront dans leurs rapports normaux dès que la force aura cessé d'agir. Il se sera peut-être produit une entorse, mais non une luxation. Il faut donc que l'*écartement* des surfaces soit accompagné d'un mouvement de propulsion qui détermine le sens dans lequel se fera le déplacement ; c'est là le véritable rôle du glissement.

Ainsi toute luxation du coude se produira en deux temps : 1° un premier temps qui déterminera la diduction des surfaces, 2° un second temps qui les entraînera dans deux sens opposés.

Un fait très-important ressort des considérations dans lesquelles nous venons d'entrer, c'est qu'il n'est pas nécessaire que l'écartement amène la séparation complète des surfaces pour que la luxation se produise.

Contrairement à l'opinion de M. Malgaigne, j'ai admis que le déplacement par glissement était possible en théorie, mais devenait très-difficile par la grande déperdition de forces qu'il entraînait. Dès qu'il y a écartement, si petit qu'il soit, les causes de cette déperdition diminuent. 1° Les ligaments sont déchirés ; 2° les plans inclinés sont moins étendus, et par conséquent l'opposition] qu'ils se font moins grande, et d'autant moins grande que l'écartement est plus considérable. Il peut donc se faire à un moment de l'écartement, avant même que les parties engrenées se soient complétement abandonnées, que la force qui tend à faire glisser les deux surfaces articulaires l'une sur l'autre aboutisse à leur déplacement.

Le glissement et l'écartement, telle est toute la théorie des déplacements du coude. J'ajouterai dès à présent que le glissement et l'écartement peuvent chacun se produire de deux manières : par un mouvement de totalité ou par un mouvement partiel entre les deux surfaces. Dans ce dernier cas, les deux surfaces se donnent un point d'appui mutuel dans une partie de leur étendue, ce qui facilite d'autant les mouvements qui doivent se produire dans les autres, en transportant l'effort à l'extrémité d'un bras de levier.

En supposant que le condyle prenne un point d'appui sur la cupule du radius, le bras ou l'avant-bras seront changés en un bras de levier ; la résistance sera à l'autre extrémité de l'articulation, c'est-à-dire au côté interne ; l'application de la force se fera sur un point plus ou moins éloigné de l'un des deux segments du membre, et son énergie sera même d'autant plus grande qu'elle se fera à une plus grande distance.

C'est à cet artifice qu'est due la production des déplacements par le fait des causes indirectes.

Lorsque le glissement se produit de cette manière, il y a passage en avant ou en arrière d'une portion d'une des extrémités articulaires, l'autre portion restant immobile, c'est-à-dire un véritable mouvement de *torsion* de l'un des segments des membres, et quelquefois des deux en sens opposé.

Lorsque c'est au contraire l'écartement qui a lieu, une portion de l'articulation restant immobile, l'autre s'entr'ouvre pour ainsi dire, ce qui détermine un mouvement d'*inclinaison* ou de flexion des deux segments du membre l'un vers l'autre du côté du point d'appui.

Le mécanisme des luxations du coude, que nous aurons occasion d'étudier dans le prochain chapitre, se réduit donc à ces quatre termes : *glissement* et *torsion*, *écartement* et *inclinaison*. Ces idées, que nous avons envisagées au point de vue exclusif qui nous occupe, pourraient d'ailleurs, avec quelques modifications, trouver une application beaucoup plus large dans l'étude des luxations en général.

§ II. — Historique.

L'histoire des luxations du coude comprend trois périodes distinctes, qui suivent de loin les grandes époques de la chirurgie.

1° Une période ancienne, dans laquelle les connaissances anatomiques, surtout ostéologiques, sont assez étendues, et dans laquelle cet esprit d'indépendance qui permet à chacun d'apporter dans une science les matériaux qu'il découvre est puissamment développé.

Aussi l'antiquité connaît très-bien les maladies des os et des articulations en général, et, pour ne parler que des luxations du coude, nous voyons Hippocrate décrire les luxations en arrière, en avant, en dedans et en dehors, probablement les luxations du radius, et signaler les complications qui proviennent de la fracture de l'olécrâne et de l'apophyse coronoïde (1). Nous trouvons la luxation du radius en avant et en arrière dans Apollonius de Citium,

---

(1) Les différents passages dans lesquels Hippocrate parle des luxations du coude (*Traité des fractures*, Littré, t. 3, p. 544; *Traité des articulations*, t. 4, p. 131; *Mochlique*, t. 4, p. 353) montrent une profonde connaissance des choses, mais laissent néanmoins subsister quelques obscurités sur plusieurs points.

Hippocrate parle d'abord de légères inclinaisons vers le côté et en dehors; puis de luxations dans lesquelles l'extrémité inférieure de l'humérus a franchi, en dedans ou en dehors, l'apophyse olécrâne (luxations latérales complètes); puis de luxations en avant et en arrière; enfin de luxations dans lesquelles le radius se disjoint du cubitus; ce qui devient évident quand on porte la main dans le pli du bras dans le lieu où la veine se divise.

Les deux seuls points sur lesquels la discussion peut porter après une semblable énumération sont les deux suivants :

Qu'est-ce qu'Hippocrate entend par ces légères inclinaisons (σμικραι εγκλισιες) en dehors et en dedans, et par ces dispositions du radius que l'on sent en portant la main dans le pli du coude?

Dans toute discussion, il faut, avant toute chose, se bien entendre sur les

en dehors dans Galien, en avant dans Oribase, la luxation isolée du cubitus dans plusieurs textes des collections d'Oribase, dont l'une au moins remonte au médecin Héliodore, qui vivait sous Trajan.

---

termes : quelles significations ont, dans Hippocrate, ces expressions *en dedans*, *en dehors ?* Pour les anciens, la position naturelle de l'avant-bras est la demi-pronation; pour nous, la supination : de là des variations dans la vraie signification des mots *antérieur, postérieur, interne, externe,* quand il s'agit de l'avant-bras. Mais il n'en est pas de même quand il s'agit du bras : pour les anciens comme pour nous, la cavité olécrânienne est en arrière, la cavité coronoïdienne en avant, l'épicondyle en dehors, l'épitrochlée en dedans, et il ne faut pas perdre de vue qu'Hippocrate considère toujours le bras comme se luxant sur l'avant-bras.

Quels sont les déplacements qu'Hippocrate a voulu désigner sous le nom de *légères inclinaisons ?* Voici le texte le plus vulgairement adopté : Ἔστι δὲ τούτων τά μὲν πλεῖστα σμικραί ἐγκλίσιες, ἄλλοτε ἐς τὸ πρὸς τῶν πλευρέων μέρος, ἄλλοτε ἐς τὸ ἔξω· οὐ παν δὲ τὸ ἄρθρον μετάθεθηκὸς ἀλλὰ μένον τι κατὰ τὸ κοῖλον τοῦ ὀστέου τοῦ βραχίονος, ᾗ τὸ τοῦ πήχεος ὀστέον τὸ ὑπερέχον ἔχει. Mot à mot : « Les plus fréquents de ces déplacements sont de légères inclinaisons tantôt vers la région des côtes, tantôt en dehors. Toute l'articulation ne s'est pas déplacée, mais il en reste une partie dans la cavité de l'os humérus, où est logé l'os saillant du coude. »

Trois interprétations ont été données à ce passage.

Ce passage se rapporterait : 1° aux luxations latérales incomplètes, 2° aux luxations incomplètes du coude en arrière, 3° aux luxations du radius en avant et en arrière.

1° *Luxations latérales incomplètes.*

Plusieurs commentateurs modernes, Gardeil, Grimm, Massimini, ont admis qu'il s'agissait en effet dans ce passage de luxations latérales incomplètes; mais, comme Bosquillon et M. Littré l'ont fait judicieusement observer, il est impossible de concevoir une luxation latérale, si incomplète qu'elle soit, dans laquelle l'olécrâne conserve sa position. Toutefois, dans l'avertissement placé en tête de son 4° volume, M. Littré semble croire, d'après un fragment du commentaire de Galien qui manque dans les éditions ordinaires, mais qui a été conservé dans les collections d'Oribase (*Cocchi græc. chir. libri*, p. 141), que l'in-

2° Une période moyenne, qui correspond à la scholastique du moyen âge. Grecs du bas empire, Arabes et arabistes, toute la médecine de cette époque se garde bien de deux choses : des études

---

terprétation de Galien se rapproche de l'opinion que nous examinons en ce moment, et que la phrase suivante : « et ils s'opèrent (ces déplacements) lorsque les condyles de l'humérus entrent dans la grande cavité sygmoïde du cubitus, qui jusque là ne recevait que la demi-circonférence de l'extrémité inférieure de l'humérus appelée *trochlée* » (trad. de M. Littré), se rapportait aux déplacements indiqués par Hippocrate. Mais, dans la suite de ce commentaire, qui, n'étant qu'un fragment, peut bien, du reste, présenter quelques lacunes, Galien a soin de spécifier qu'il ne confond pas les luxations dont il vient de parler avec celles dans lesquelles l'olécrâne reste en place : « Les luxations dans lesquelles l'extrémité de l'humérus quitte, en dedans ou en dehors, la cavité du cubitus (et mieux, en serrant le texte de plus près, les luxations du coude en dedans ou ou dehors, dans lesquelles l'humérus quitte la cavité du cubitus), arrivent rarement, *tandis que celles dont nous avons parlé précédemment, et où l'olécrâne garde sa position, sont fréquentes.* »

J'insiste sur ce point, parce que, si l'opinion prêtée à Galien était réelle, elle devrait être prise en grande considération. Que de garanties, en effet, dans la position d'un homme qui avait à sa disposition le texte d'Hippocrate sans altération, qui l'avait étudié profondément, qui parlait et écrivait lui-même dans la même langue qu'Hippocrate! Eh bien, non-seulement il n'admet pas que le paragraphe précité d'Hippocrate se rapporte aux luxations latérales incomplètes, mais il insiste lui-même sur ce fait, qu'il y a des différences entre ces deux espèces de luxations.

Cette première opinion doit être absolument rejetée.

2° *Luxations incomplètes en arrière.*

Cette opinion a été mise en avant par M. Malgaigne. M. Littré, qui, dans son 3e volume, après une longue et remarquable discussion, s'était rangé de l'avis de ceux qui considèrent ces luxations comme des luxations du radius, dans l'avertissement placé en tête de son 4e volume, s'est déclaré convaincu par les arguments de M. Malgaigne.

Ces arguments formulés et acceptés par M. Littré sont les suivants :

1° La luxation incomplète en arrière est plus fréquente que les luxations laté-

anatomiques et des innovations pathologiques. La tradition est tout pour eux, et quelle tradition encore ! Tout ce qui est de fine analyse et d'appréciation difficile est impitoyablement rejeté. Il ne reste que

---

rales incomplètes, et Hippocrate affirme que celles dont il s'agit sont les plus fréquentes.

2° Hippocrate traite plus loin des luxations du radius : pourquoi n'aurait-il pas rapporté à ce chapitre tout ce qui a trait à celles-ci ?

3° La luxation incomplète en arrière est la seule dans laquelle l'olécrâne ne paraît pas sensiblement changer de place.

A ces arguments, je répondrai :

1° Le premier est purement théorique et hypothétique. Nous avons démontré, d'ailleurs, qu'il ne s'agissait pas dès luxations latérales incomplètes, et l'argument a bien moins de valeur s'il est question des luxations du radius en avant ou en arrière.

2° Le second argument tient, je crois, à cette habitude que nous sommes trop portés à avoir de rester à notre point de vue pour voir les idées des autres. Pour nous, *luxations du radius* signifie ordinairement *déplacements de l'os à la fois sur l'humérus et sur le cubitus.* Pour Hippocrate, il n'en était pas toujours ainsi; dans certains cas, le cubitus et le radius restant unis, il se faisait un mouvement de torsion par lequel l'humérus, au lieu de regarder directement en avant, s'inclinait en dedans ou en dehors; dans ce mouvement, la partie interne de l'articulation restant en place, la partie externe seule se déplaçait, et le condyle de l'humérus passait en avant du radius (luxation en arrière du radius) ou en arrière (luxation en avant du radius), et Hippocrate avait raison jusqu'à un certain point. Nous démontrerons en effet, dans la suite de ce travail, que généralement les luxations du radius, en avant et en arrière, se font sans rupture du ligament annulaire, et par conséquent sans séparation du radius et du cubitus.

Voilà, si je ne m'abuse, la véritable manière de comprendre ces déplacements décrits par Hippocrate sous le nom de σμικραὶ ἐγκλίσιες, légères inclinaisons, et que dans son idée il ne pouvait confondre avec ces déplacements dans lesquels le radius *se sépare du cubitus, ce que l'on peut reconnaître en portant la main dans le pli du coude,* et qui constituent certainement la luxation du radius en dehors.

Quant au troisième argument, il est vraiment bien difficile, en présence de la connaissance très-profonde et très-subtile des déplacements articulaires dont Hippocrate fait preuve dans tout ce chapitre, d'accorder une grande valeur à

le grossier squelette des ouvrages anciens , commentés et écourtés par les Arabes.

Aussi, pendant toute cette époque , voici la phrase invariable que

---

cette hypothèse, qu'Hippocrate a pu reconnaître les déplacements , comme aujourd'hui, sous le nom de luxations incomplètes en arrière , et donner en même temps comme un caractere de ces luxations, que l'apophyse olécrâne garde sa position , tandis qu'elle subit au contraire un déplacement ascensionnel de plusieurs millimètres , et en général d'au moins 1 centimètre.

D'ailleurs il faut bien ne pas perdre de vue que les anciens ne se faisaient pas la même idée que nous des luxations complètes et incomplètes. Ils appelaient luxation incomplète (παράρθρησις, παράρθρημα) celle dans laquelle une partie de l'articulation avait gardé ses rapports normaux, luxation complète (εξάρθρησις, εξάρθρημα) celle dans laquelle les surfaces articulaires avaient changé de rapports dans toute leur étendue (Apollonius de Citium, Galien). Il suffit de tenir deux os à la main pour voir que les luxations en arrière, si incomplètes qu'on les suppose, ne peuvent se faire sans un déplacement de toute l'articulation ; que par conséquent elles n'auraient jamais été considérées comme un παράρθρημα, nom que les commentateurs grecs Apollonius de Citium, Galien, donnent aux inclinaisons d'Hippocrate, mais comme des εξάρθρημα, et par conséquent comme une simple variété de la luxation en avant (en arrière des modernes).

Enfin, pour compléter cette réfutation , en admettant que ce soit la luxation incomplète en arrière qui ait été désignée dans ce paragraphe, comment expliquer cette double expression, en dedans et en dehors, du côté de la poitrine et en dehors ? La luxation incomplète en arrière ne se fait et ne peut se faire que dans un sens , et dans quel sens encore? Sera-ce en dedans, parce que , dans la position donnée au bras par les anciens , le pli du coude regarde en dedans ? Mais nous avons soigneusement établi qu'ils considéraient les déplacements par rapport à l'humérus et non par rapport à l'avant-bras ; que par conséquent, dans la luxation incomplète en arrière dans laquelle l'humérus se déboîte légèrement en avant, dans la description d'Hippocrate, c'est en avant que la luxation se ferait et non sur les côtés.

Luxations du radius en avant et en arrière.

La précision avec laquelle Hippocrate spécifie que dans les inclinaisons en dedans et en dehors, l'olécrâne garde sa position, ne permet pas réellement d'al'on rencontre dans tous les auteurs : le coude se luxe de quatre côtés, en avant, en arrière, en dehors, en dedans ; quelques-uns vont jusqu'à ajouter, complétement ou incomplétement. Point de

---

dopter une autre opinion. Tel a été l'avis de Bosquillon, tel a été celui de M. Littré, dans l'argument du livre *des Fractures*, tel est celui que j'adopte sans restriction. En réfutant l'opinion précédente, j'ai eu d'ailleurs l'occasion d'établir comment les luxations antéro-postérieures du radius pouvaient être envisagées, et constituaient, relativement à l'extrémité inférieure de l'humérus, de véritables *inclinaisons*. A ces raisons j'en ajouterai une dernière qui me paraît péremptoire : Un commentateur ancien, qui, vivant au dernier siècle avant Jésus-Christ, c'est-à-dire dans des temps rapprochés d'Hippocrate, était par conséquent à même de connaître et de juger son livre, comme nous, par exemple, celui de J.-Louis Pètit ou de Dionis, exprimait catégoriquement l'opinion suivante : « Des deux os qui composent l'avant-bras, celui qui est appelé radius (κερκίς), et dont la position est naturellement interne (il s'agit ici de l'avant-bras en pronation et non du bras) se luxe seul en se portant ou vers les côtes, ou en dehors. » Hippocrate l'indique en ces termes : « L'articulation du coude se luxe du côté des côtes ou en dehors » (Apollonius de Citium, *Scholia in Hipp. et Gal.*, ed. Fr. Dietr., t. 1, p. 15).

Ce texte nous permet encore de lever une petite difficulté : A quelle luxation du radius correspond l'inclinaison en dedans, à quelle luxation l'inclinaison en dehors? Fidèle à sa coutume, c'est probablement l'extrémité de l'humérus qu'Hippocrate a considérée. Mais est-ce sa face antérieure ou sa face postérieure qui s'incline en dedans ou en dehors ? Par ce seul fait que dans sa description Hippocrate s'attache à constater la position de l'olécrâne qui proémine à la partie postérieure, j'avais pensé qu'il avait surtout en vue la face postérieure de l'humérus, en sorte que, dans l'inclinaison en dedans, le radius était luxé en avant, et en arrière dans l'inclinaison en dehors. Apollonius part d'un autre point de vue : il considère le radius, et le radius en pronation, c'est-à-dire l'os antéro-interne. Il se luxe, dit-il, vers les côtes, c'est-à-dire évidemment en avant, ou en dehors, c'est-à-dire en arrière, ce qui correspond à l'inclinaison en dedans et en dehors d'Hippocrate. Quoi qu'il en soit, que l'on considère la face postérieure de l'humérus, ou la face antérieure de l'avant-bras, le fait reste, et il est bon de l'enregistrer : L'inclinaison en dedans correspond à la luxation du radius en avant, et l'inclinaison en dehors à la luxation du radius en arrière.

Pour toutes ces raisons, je maintiens donc que la luxation dont il s'agit dans ce paragraphe n'est ni une luxation latérale incomplète, ni la luxation incom

symptomatologie, deux mots de la gravité du pronostic, quelques procédés de réduction empruntés à Hippocrate ; voilà toute la pathologie des luxations du coude.

plète en arrière, mais la véritable luxation du radius en avant ou en arrière, comme Apollonius l'a indiqué, et qui pour Hippocrate se présente sous la forme d'une légère inclinaison de l'humérus en dedans ou en dehors.

Le paragraphe en question présente un nouveau sujet de discussion : Après avoir parlé de ces inclinaisons qui se font tantôt en dedans, tantôt en dehors ; après avoir établi les moyens de réduction qui leur sont propres, l'auteur ajoute : « L'articulation du coude se luxe le plus souvent en dedans ; elle se luxe aussi en dehors ; cela se reconnaît à la déformation du membre » (traduction de M. Littré). Ὀλισθάνει δὲ ὡς ἐπὶ τὸ πολὺ μᾶλλον ἐς τὸ ἔσω μέρος, ὀλισθάνει δὲ καὶ ἐς τὸ ἔξω, εὔδηλα δὲ τῷ σχήματι. Suivent encore des moyens de réduction, et qui ne sont pas tout à fait les mêmes. Évidemment il y a là une répétition oiseuse, ou une distinction qui a échappé à la plupart des auteurs.

Dans l'argument sur les fractures (3e volume), M. Littré, frappé de ce double fait, en rapprochant le texte d'Hippocrate du fragment du commentaire de Galien, qui manque dans les éditions, et qui nous a été conservé par Oribase, conclut que cette seconde portion du paragraphe indique un autre genre de luxations, les luxations latérales incomplètes, et qu'il y a dans nos éditions une omission d'une portion du texte d'Hippocrate. Cette portion de texte, il tâche de la rétablir par des rapprochements ingénieux avec le commentaire de Galien.

C'est toujours une chose grave que l'interpolation d'un texte, même avec d'excellentes raisons, et surtout quand ces raisons, si ingénieuses qu'elles soient, ne sont que des hypothèses. M. Littré l'a bien senti, et, revenant sur ce sujet, au commencement de son 4e volume, il se condamne lui-même sans appel.

Avant de porter ce jugement si sévère contre lui-même, j'imagine que M. Littré se sera dit plus d'une fois, en relisant ce qu'il avait écrit : Pourtant j'avais de bonnes raisons.

C'est qu'en effet, s'il n'a pu justifier l'intercalation d'une phrase entière faite de toutes pièces, il n'en subsiste pas moins que cette fin de paragraphe présente des répétitions singulières dans la description, et des distinctions nouvelles dans les moyens de réduction. Il n'en subsiste pas moins aussi que Galien, dans le commentaire qui nous reste, a écrit la phrase déjà citée, et que M. Littré semble oublier dans l'avertissement de son 4e volume ; «Les luxations du coude en dedans et en dehors, dans lesquelles l'humérus quitte la cavité du cubitus,

3° Avec Vésale, comme on le sait, commença une ère nouvelle de l'anatomie. La chirurgie suivit ce mouvement, l'indépendance revint, la tradition cessa d'être une religion. Il résulta de ce fait,

---

arrivent rarement, tandis que celles dont nous avons parlé précédemment, et où l'olécrâne garde sa position, sont fréquentes. » Et pour compléter la distinction qu'il établit, il ajoute immédiatement, en se reportant au paragraphe suivant d'Hippocrate, où il est question des luxations latérales complètes : « Dans le cas où l'humérus a dépassé complétement le cubitus, de manière à être placé en dehors de cet os, il ne faut plus faire l'extension, » etc.

Voilà donc un fait bien certain, comme M. Littré l'a noté dans son 3e volume; et, quoiqu'il l'ait nié dans son 4e, Galien a établi qu'il y avait trois espèces de luxations latérales du coude : 1° les inclinaisons légères (luxations du radius) dans lesquelles l'olécrâne ne quitte pas sa cavité; 2° les luxations latérales dans lesquelles l'humérus a quitté la cavité sygmoïde, et qu'il précise davantage un peu plus haut en ces termes : « Elles s'opèrent quand les condyles de l'humérus (par condyles Galien entend le condyle, à proprement parler, et l'épitrochlée, *Commentaire sur les luxations du genou*) entrent dans la grande cavité sygmoïde du cubitus, qui jusque-là n'avait reçu que la demi-circonférence de la trochlée. » 3° Les luxations latérales complètes dans lesquelles l'humérus a dépassé complétement le cubitus.

En rapprochant ces faits du texte d'Hippocrate, tel qu'il est, sans intercalation d'aucune espèce, on arrive, je crois, bien près de la vérité, en y retrouvant les trois espèces de luxations décrites par Galien. Que dit Hippocrate, en effet? Les plus fréquentes de ces luxations sont de légères inclinaisons soit vers les côtes, soit en dehors, etc. Il ajoute un peu plus loin : ὀλισθάνει δὲ ὡς ἐπὶ τὸ πολὺ μᾶλλον, ἐς τὸ ἔσω μέρος ὀλισθάνει δὲ καὶ ἐς τὸ ἔξω, εὔδηλα δὲ τῷ σχήματι. Je ne crois pas qu'on doive traduire ce passage comme M. Littré : « L'articulation du coude se luxe plus souvent en dedans; mais : « L'articulation du coude se luxe *davantage le plus souvent en dedans* ; μᾶλλον veut dire *plus, magis*, et me paraît marquer ici un degré de plus dans l'action exprimée par le mot ὀλισθάνει. Avec cette interprétation tout devient clair. Le coude se déplace davantage, plus complétement en dedans; il se déplace aussi en dehors. Puis viennent les détails : εὔδηλα τῷ σχήματι, luxations reconnaissables à leur forme; ceci semble se rapporter bien plus aux luxations latérales incomplètes qu'aux inclinaisons; c'est par allusion, sans aucun doute, à ce passage, que Galien, dans son commentaire, a dit : « C'est donc avec raison, quand l'humérus, quittant la cavité du cubitus, se porte en dedans, qu'on appelle syg-

que les observateurs, placés entre leurs connaissances anatomiques
et leurs propres observations, finirent par retrouver toutes les luxations du coude. Mais livrés longtemps à leurs propres forces, ne

moïde cette espèce de luxation, parce qu'alors le membre ressemble à un sigma.
Hippocrate continue : « Elles se réduisent aussi souvent sans grande difficulté. »
(Il établit ici évidemment une opposition avec celles dont il a parlé précédemment.) « Dans la luxation en dedans, on repousse l'extrémité articulaire vers sa
place, et on tourne l'avant-bras en dedans, en l'inclinant vers la pronation, »
moyen nouveau qu'il n'a pas invoqué quand il s'agissait des simples inclinaisons;
c'est évidemment cette idée que Galien reprend et généralise dans son commentaire, en parlant de la luxation incomplète latérale : «Non-seulement, dans le déplacement en dedans, il faut tourner l'avant-bras dans la pronation, mais encore,
dans le déplacement en dehors, il est utile de tourner le membre dans la supination, afin que dans ce cas aussi la cavité sygmoïde aille au devant de la trochlée
de l'humérus. »
Jusqu'ici je n'ai procédé que par voie de déduction légitime. Irrécusablement,
suivant moi, et avec l'autorité de Galien, et avec le texte même d'Hippocrate,
on trouve, dans le traité *des Fractures*, la description, 1° des luxations en avant
et en arrière du radius (inclinaison en dedans, en dehors d'Hippocrate); 2° des
luxations latérales incomplètes dans lesquelles la cavité sygmoïde embrasse soit
le condyle, soit l'épitrochlée; 3° enfin, des luxations complètes latérales, dans
lesquelles l'humérus tout entier a passé en dedans ou en dehors du cubitus. Ces
trois genres de luxations sont regardés, par Hippocrate, comme trois degrés
d'un même genre de déplacement, ce qui ne paraît pas déraisonnable quand
on songe, comme nous le démontrerons, que la luxation en dehors (en dedans
d'Hippocrate), complète ou incomplète, est toujours accompagnée du passage
du radius en avant, et la luxation en dedans (en dehors d'Hippocrate), souvent
accompagnée de la luxation du radius en arrière.
Et s'il règne quelque obscurité dans le texte d'Hippocrate, comme Apollonius
de Citium le reconnaissait déjà lorsqu'il disait : «Hippocrate n'a pas énoncé bien
clairement combien il y a d'espèces de déplacements,» Galien du moins a reconnu formellement les trois espèces distinctes dont nous venons de parler, ce
qu'il était utile d'enregistrer au point de vue historique. Que si maintenant on
voulait rapprocher le commentaire de Galien du texte d'Hippocrate, l'on éprou-
verait sans doute quelques difficultés qui proviennent peut-être de ce que le
fragment n'est pas complet, et surtout de ce que les coupes ne sont pas claire-

voulant point s'aider des travaux des autres, et admettre ce qu'ils n'avaient point vu, il arriva souvent que les plus modernes ne tinrent aucun compte de ce qu'avaient dit leurs devanciers, et que

---

ment indiquées. Je crois cependant, qu'après l'étude que nous venons de faire, et l'idée bien nette des déplacements décrits par les deux auteurs, ce rapprochement pourrait se faire, et les coupes être établies avec un grand degré de probabilité.

Voici le texte et le commentaire tels que je les comprends, et dans les rapports qui me semblent les plus naturels; ce rapprochement nous offre un excellent moyen de résumer toute cette discussion.

Texte. Les plus fréquents de ces déplacements sont de légères *inclinaisons*, εγκλισιες, tantôt vers la région des côtes, tantôt en dehors. Toute l'articulation ne s'est pas déplacée, mais il en reste une partie dans la cavité de l'os humérus, où est logée l'apophyse saillante du coude..... Suivent les moyens de réduction.

Commentaire. Les déplacements (τῶν διακινήματων) auxquels le coude est exposé sont faciles à guérir; il faut mettre le bras dans l'extension, et pratiquer l'extension et la contre-extension sur l'humérus et l'avant-bras, suivant la règle commune à toute réduction, afin que l'os déplacé obéisse plus facilement à nos mains qui le repoussent. Ce qui prouve que toute l'articulation ne s'est pas luxée, c'est que l'apophyse olécrâne reste à sa place. En effet, dès lors que l'olécrâne conserve sa position, le déplacement du reste de la diarthrose ne suffit pas pour constituer une luxation complète (οὔπω τέλειόν τί εστιν εξαρθρημα). C'est là que M. Littré pense que doit s'arrêter la partie du commentaire qui s'applique à ce premier paragraphe. La phrase qui vient après, lui paraît se rapporter au paragraphe suivant, qui traite des luxations latérales incomplètes; cette phrase commence ainsi : «Ces déplacements sont appelés par Hippocrate, *inclinaisons*, καλεῖται δὲ ὑφ' Ἱπποκράτους διακινήματα τά τοιαυτα. Une simple réflexion eût gardé M. Littré de cette erreur. Dès le premier mot du commentaire, Galien appelle διακινήματα, les déplacements dans lesquels l'olécrâne ne bouge pas, et c'est après qu'il a établi que dès lors le déplacement du reste de la diarthrose ne constitue pas une luxation complète (εξαρθρηρα), que vient la phrase en question : Καλεῖται δὲ διακινήματα, et qui exprime si bien une opposition avec la précédente : «c'est pourquoi Hippocrate les appelle *inclinaisons* (διακινήματα).» Dans les éditions que nous avons, Hippocrate emploie le mot εγκλισιες, et non διακινήματα; mais le sens est le même.

C'est donc après cette phrase que le commentaire me parait devoir être sus-

Desault, par exemple, à la fin du 18ᵉ siècle, nia encore toutes les
luxations du radius. Si cette marche fut lente et malheureuse pour
quelques-uns, elle n'en fut que plus sûre pour la science, et le jour

---

pendu; il est vrai que la phrase qui vient après, et qui s'applique évidemment
aux luxations latérales incomplètes, semble continuer un sens déjà commencé :
καὶ γίνεται τῶν κονδύλων, et ils s'opèrent quand les condyles de l'humérus entrent
dans la cavité sigmoïde. Mais il en peut être ainsi, soit à cause d'une lacune,
soit parce que le commentaire continue le sens du texte du paragraphe suivant,
qui se termine ainsi : «Tels sont généralement les déplacements.» Le commen-
aire peut bien commencer dès lors par ces mots : «Et ils s'opèrent,» etc.

Texte. Le coude se luxe davantage le plus souvent en dedans; il se luxe aussi
en dehors; la déformation est visible; la réduction se fait aussi souvent sans
grande difficulté. Dans la luxation en dedans, on repousse l'extrémité articulaire vers sa place, et on tourne l'avant-bras en dedans en l'inclinant vers la
pronation..... Tels sont généralement *ces déplacements.*

Commentaire. Et ils s'opèrent quand les condyles de l'humérus entrent dans
la grande cavité sygmoïde du cubitus qui, jusque-là n'avait reçu que la demi-
circonférence de l'extrémité inférieure de l'humérus appelée trochlée. Il est
évident que le côté quitté par le condyle présente une concavité, et le côté opposé une saillie. C'est donc avec raison, quand l'humérus, quittant la cavité du
cubitus, se porte en dedans, qu'on appelle sigmoïde cette espèce de luxation,
parce qu'alors le membre ressemble à la lettre sigma. De même qu'il convient,
dans la réduction, de pousser simultanément en sens contraire, l'humérus et le
cubitus, afin que le ginglyme du bras revienne plus promptement à sa position
naturelle, de même il ne sera pas peu utile de tourner en dedans le cubitus
dont la cavité sigmoïde ira au-devant de l'extrémité de l'humérus que l'on en
rapproche. Non-seulement dans le déplacement en dedans, il faut tourner l'a-
vant-bras dans la pronation, mais encore dans le déplacement en dehors, il est
utile de tourner le membre dans la supination, afin que dans ce cas aussi, la
cavité sygmoïde aille au devant de la trochlée de l'humérus. Les luxations en
dedans ou en dehors, dans lesquelles l'extrémité de l'humérus quitte la cavité
du cubitus, arrivent rarement, tandis que celles dont nous avons parlé précédemment, et où l'olécrâne garde sa position, sont fréquentes.

Texte. L'extrémité de l'humérus a-t-elle franchi, en dedans ou en dehors, la
portion du cubitus qui se loge dans la cavité de l'os du bras (cela arrive rarement, mais cela arrive), alors l'extension faite, le membre étant en droite ligne,

où l'on s'avisa de réunir ce que chacun avait fait, en laissant de côté les dénégations sans fondement, il se trouva que l'œuvre entière était faite et appuyée cette fois sur la base irréfragable de l'observation.

Fabrice d'Aquapendente admet la luxation du radius en dehors; Fournier, toutes les luxations complètes, et la luxation incomplète du radius, surtout chez les enfants; Petit, la luxation incomplète de l'avant-bras en arrière; il nie en même temps la possibilité de la luxation en avant sans fracture, et cite deux cas de luxation en dedans et en dehors. Bottentuit décrit la luxation du radius en arrière;

---

ne convient plus également; car, dans ce mode d'extension, l'éminence du cubitus ne peut être franchie par l'humérus. Dans ce cas, il faut pratiquer l'extension comme il a été dit pour la déligation de la fracture du bras, etc.

Commentaire. Dans le cas où l'humérus a dépassé complétement le cubitus, de manière à être placé en dehors de cet os, il ne peut plus faire l'extension le membre étant étendu, mais il faut la faire en fléchissant, à angle droit, l'avant-bras sur le bras. (Trad. de M. Littré.)

Quant aux déplacements du radius, après les détails dans lesquels nous venons d'entrer, ils n'avaient évidemment, dans les idées d'Hippocrate, rien de commun avec ce que nous appelons luxation en avant et en arrière du radius. Dans les premiers, en effet, suivant Hippocrate, le radius se déplaçait seul en se séparant de tous les os voisins du cubitus et de l'humérus; dans les inclinaisons en dehors et en dedans, c'est toute l'articulation qui était en jeu, et l'humérus qui se déplaçait incomplétement en dedans.

Ces déplacements du radius ne peuvent se rapporter qu'à la luxation du radius en dehors des modernes, comme, du reste, cela ressort évidemment et du texte d'Hippocrate, et du texte de Galien, puisé à cette même source qui nous a fourni déjà de si précieux renseignements.

Texte. Le coude est encore susceptible d'autres lésions fâcheuses; il arrive que le plus gros os (radius) se disjoint de l'autre... On reconnaît cette luxation en portant la main dans le pli du coude à l'endroit de la division de la veine... La diastase des deux os forme nécessairement une saillie.

Commentaire. Lorsque le radius se sépare du cubitus dans la symphyse, *tout le pli du coude paraît d'autant plus large que les deux os se sont plus éloignés l'un de l'autre*, etc.

Martin (de Lyon) la démontre ; Rouyer établit la luxation en avant ; A. Cooper l'observe six fois et une fois la luxation du cubitus en arrière ; M. Sédillot démontre péremptoirement cette dernière. La luxation en avant avec fracture de l'olécrâne est prouvée par l'observation de M. P. Boyer ; celle en arrière avec fracture de l'apophyse coronoïde, par l'observation de A. Bérard ; la luxation incomplète en arrière, par les remarques de M. Malgaigne et l'observation de M. Gély ; les luxations en avant sans fracture, par l'observation rapportée par Monteggia, et le mémoire de M. Colson. La luxation en dehors est présentée sous un jour nouveau, par Delpech et par M. Nélaton.

Où en sommes-nous après tant de travaux? Au point de départ. Hippocrate et ses successeurs immédiats en savaient à peu près autant que nous. L'unique avantage que nous ayons sur eux, c'est de pouvoir fournir des descriptions plus précises et mieux contrôlées. Un seul cas nouveau peut-être a été présenté dans ces derniers temps, c'est celui de la luxation simultanée du cubitus en arrière et du radius en avant, et dont les premières observations sont dues à M. Bulley et à M. Debruyn.

Tels sont les degrés intermédiaires par lesquels l'histoire de ces affections a passé.

§ III. — CLASSIFICATION.

En rapprochant les faits que nous venons de rapporter des données anatomiques que nous avons établies, il nous est possible d'exposer maintenant l'état actuel de la science sous la forme d'une classification précise.

Comme nous l'avons dit, les luxations du coude peuvent être réparties en quatre groupes distincts, qui forment autant de genres :

1° Les luxations de l'avant-bras sur le bras ;

2° Les luxations isolées du cubitus ;

3° Les luxations isolées du radius ;

4° Les luxations simultanées du cubitus dans un sens, et du radius dans l'autre.

Que si nous passons maintenant à la détermination des espèces dans chacun de ces genres, nous voyons :

1° Que les luxations de l'avant-bras sur le bras peuvent se faire dans quatre sens : en avant et en arrière, sous les deux formes de luxation et de subluxation; en dehors et en dedans, sous celle de luxation complète et incomplète ;

2° Que dans celle du cubitus, la présence du radius en dehors empêche l'os de se déplacer dans ce sens ; il n'y a donc de possible que la luxation en arrière, en dedans, en avant. La première seule est démontrée ; nous l'étudierons sous son double aspect de luxation et de subluxation.

3° Que le radius, lorsqu'il se déplace seul, ne rencontre d'obstacle qu'en dedans, où se trouve le cubitus, et qu'il peut se luxer par conséquent en *avant*, en *arrière*, en *dehors*. A la rigueur, chacun de ces déplacements peut se présenter à l'état de luxation incomplète; mais on ne décrit généralement sous le nom de *luxation incomplète du radius* qu'une espèce d'affection commune chez les enfants, et dont la nature n'est pas absolument déterminée.

4° Enfin, sans rechercher toutes les combinaisons possibles dans lesquelles les trois os sont déplacés à la fois, disons que la science n'a enregistré qu'une espèce de luxation de ce genre, celle dans laquelle le radius est porté en avant et le cubitus en arrière.

Ajoutons cependant que chacune de ces espèces peut présenter des variétés infinies, tenant à une infinité de causes qui seront mentionnées plus tard ; mais plusieurs de ces variétés me paraissent avoir assez d'importance pour être notées dès à présent.

L'une appartient à la luxation de l'avant-bras en arrière ; elle dépend d'un déplacement secondaire du cubitus qui peut être porté en dehors sur la large surface postérieure de la partie inférieure de l'humérus; les auteurs l'ont désignée sous le nom de *luxation en arrière et en dehors*.

Nous aurons de même la luxation, *en avant et en dehors*. Une autre variété qui n'a point été notée encore, et que je me propose d'établir, est le cas très-remarquable de la luxation complète en dehors, dans lequel la cavité sygmoïde, venant arcbouter contre l'épicondyle, empêche le chevauchement des os de l'avant-bras et du bras; ce sera la *luxation en dehors sous-épicondylienne*.

Les autres appartiennent aux luxations compliquées de fracture. Celles qui me paraissent le plus susceptibles d'être soumises à quelques règles de description sont :

La luxation en arrière avec fracture de l'olécrâne,

La luxation en arrière avec fracture de l'apophyse coronoïde,

La luxation en arrière avec écornement du radius,

La luxation en avant avec fracture de l'olécrâne,

La luxation en dehors avec fracture intercondylienne.

Il est facile de résumer les genres, espèces et variétés de luxation du coude que je viens d'établir, et que je me propose d'étudier.

1er GENRE. *Luxation de l'avant-bras sur le bras*, comprenant :

1° La luxation en arrière,

La subluxation (luxation incomplète),

La luxation en arrière et en dehors,

La luxation en arrière avec fracture de l'olécrâne,

La luxation en arrière avec fracture de l'apophyse coronoïde,

La luxation en arrière avec écornement du radius;

2° La luxation en avant,

La subluxation (incomplète) en avant,

La luxation en avant et en dehors,

La luxation en avant avec fracture de l'olécrâne;

3° La luxation en dehors complète sus-épicondylienne,

La luxation en dehors complète sous-épicondylienne,

La luxation en dehors incomplète;

4° La luxation incomplète en dedans (il n'existe pas d'exemple de luxation complète dans ce sens).

2ᵉ GENRE. *Luxations isolées du cubitus.*

La luxation du cubitus en arrière,
La subluxation (incomplète).

3ᵉ GENRE. *Luxations isolées du radius.*

1° La luxation du radius en arrière,
2° La luxation du radius en avant,
3° La luxation du radius en dehors,
4° La luxation incomplète du radius chez les enfants.

4ᵉ GENRE. *Luxation du cubitus en arrière et du radius en avant.*

CHAPITRE II.

CONSIDÉRATIONS GÉNÉRALES SUR LES LUXATIONS DU COUDE.

Pour embrasser toute l'histoire d'une affection chirurgicale, il faut étudier successivement la cause et le mécanisme qui peuvent la produire, les désordres qui l'accompagnent, les symptômes qui les trahissent, les complications qui l'aggravent, la marche qu'elle suit, enfin le traitement qui lui est applicable.

Je vais donc, en considérant les luxations du coude à un point de vue général, passer successivement en revue les questions suivantes : 1° causes et mécanisme, 2° anatomie pathologique, 3° symptomatologie, 4° complications, 5° marche et terminaison, 6° traitement.

ARTICLE Iᵉʳ.

Causes et mécanisme.

Les causes qui concourent à la production d'une luxation sont ⸗
deux ordres : les unes prédisposantes, et qui dépendent de l'ét⸗
de l'articulation au moment de l'accident qui détermine le déplac⸗
ment de l'articulation ; les autres efficientes, et qui consistent da⸗
l'accident lui-même, la violence extérieure et la manière do⸗
elle agit.

§ 1ᵉʳ. — Causes prédisposantes.

Nous les rechercherons dans les trois éléments principaux de l'a⸗
ticulation : les os, les ligaments et les muscles.

1° L'état des os est très-important à considérer ; en effet, si les ⸗
sont plus fragiles dans certaines circonstances, on conçoit que la vi⸗
lence produira plus facilement une fracture qu'une luxation. Or ⸗
est démontré que cette fragilité est plus grande dans certaines m⸗
ladies (le cancer, etc.), mais surtout dans la vieillesse ; l'extrêm⸗
jeunesse d'ailleurs est sujette à un autre genre de fracture. L⸗
extrémités osseuses ne sont unies au reste de l'os que par l'inte⸗
médiaire d'une lame cartilagineuse qui peut céder, en sorte que c⸗
âge est plus prédisposé aux décollements épiphysaires. Sous le ra⸗
port du squelette, c'est donc dans l'âge moyen de la vie que ⸗
luxation se produira le plus facilement.

De plus, nous avons vu que, dans l'agencement des surfaces o⸗
seuses de l'articulation du coude, certaines particularités anatomiqu⸗
rendaient la luxation extrêmement difficile.

Nous avons vu aussi qu'il est pour chaque luxation une positio⸗
où ces obstacles sont moins grands et moins prononcés que dans to⸗

autre, et cette position, sur laquelle nous reviendrons à propos des diverses luxations, doit être prise en grande considération comme cause prédisposante.

2° *Ligaments.* Pour qu'une luxation se produise, il faut, de deux choses l'une, ou que les ligaments s'allongent ou qu'ils se déchirent. Certaines affections, en distendant les ligaments, prédisposent par conséquent aux luxations : telles sont les hydarthroses, une première luxation, etc.

Je ne parle pas des tumeurs blanches; les luxations spontanées qui les accompagnent ne sont que des épiphénomènes de la maladie première, et ne doivent, sous aucun rapport, être confondues avec les luxations accidentelles que nous étudions.

Dans le jeune âge, les ligaments sont plus abreuvés de liquides; ils sont plus malléables, si j'ose ainsi parler, ils s'habituent aux efforts auxquels ils sont constamment soumis, et peuvent ainsi atteindre un certain degré de distension qui les prédispose aux luxations.

Enfin les ligaments à cet âge ont une résistance absolue moins considérable que dans un âge avancé; ils se déchirent sous l'influence d'une cause à laquelle ils auraient résisté plus tard, ce qui constitue une nouvelle prédisposition dont il faut tenir compte.

3° *Muscles.* Les muscles qui entourent l'articulation jouissent de la propriété de se contracter sous l'influence de la volonté.

Or, quand une violence extérieure vient frapper l'articulation, tantôt tous les muscles sont contractés, tantôt tous les muscles sont relâchés, tantôt les uns sont contractés et les autres relâchés.

Si tous les muscles sont contractés, à cause de leur entre-croisement autour de l'articulation, ils fixeront fortement les deux surfaces articulaires l'une contre l'autre, première garantie contre le déplacement; de plus, ils formeront autant de cordes fortement tendues

7

autour de l'articulation, qui compléteront l'action des ligaments et s'opposeront au déplacement, deuxième garantie.

Le déplacement n'aura donc lieu que si la violence est assez puissante pour l'emporter sur cette force de contraction et rompre les muscles, ou, ce qui arrivera plus souvent encore, arracher les éminences osseuses d'insertion, telles que l'olécrâne, l'apophyse coronoïde, les tubérosités humérales.

Quand tous les muscles sont relâchés au contraire, les surfaces osseuses ne sont pas fixées ; la violence n'a d'autre résistance à vaincre que celle des ligaments. Le déplacement peut être assez étendu sans rupture musculaire et osseuse, et si la rupture a lieu, elle sera constamment dans le corps même du muscle surpris dans le relâchement. Le déplacement d'ailleurs, tant qu'il n'y a pas de rupture, a une limite assez bornée qu'il ne peut dépasser ; les deux anneaux ostéomusculaires qui composent l'articulation sont engagés l'un dans l'autre et se maintiennent mutuellement.

Quand les muscles du coude sont partiellement contractés, ils impriment aux surfaces osseuses diverses positions dans lesquelles, comme nous l'avons vu, certaines luxations se produisent plus facilement ; la violence extérieure rencontre alors des muscles contractés dans un sens et relâchés dans l'autre. Les considérations dans lesquelles nous venons d'entrer trouvent ici une double application ; ajoutons toutefois que, lorsque la disjonction des surfaces osseuses s'est opérée, l'action des faisceaux contractés s'ajoute à la violence extérieure pour composer la force déplaçante.

Une conséquence curieuse ressort de ces remarques, c'est que la volonté a une influence certaine sur la production des luxations. L'individu qui s'attend à un choc, et qui met tous ses muscles dans l'état de contraction, pourra supporter sans lésion une violence qui, si elle était inattendue, serait plus que suffisante pour produire la luxation ; la pose dans laquelle l'athlète cherche un point d'appui a l'avantage de mettre toutes ses articulations dans cet état. En revanche, il ne faut pas oublier que, si la violence est assez grande pour produire la luxation, celle-ci sera accompagnée de désordres beaucoup plus graves que si le même choc avait atteint l'articulation dans l'état de relâchement.

Le relâchement des muscles et la non-intervention de la volonté sont donc encore des causes prédisposantes de la luxation du coude que nous devions noter.

§ II. — Causes efficientes et mécanisme.

Après cet examen des causes prédisposantes, passons à celui des causes efficientes; voyons de quelle manière elles peuvent agir pour amener la luxation.

Une première division des causes efficientes se présente naturellement : il y a des causes *directes* et des causes *indirectes*. Cette division est bonne à connaître, car chacun de ces genres entraîne une série de conséquences pour les symptômes et le pronostic, qui doivent toujours être présentes à l'esprit des chirurgiens.

Mais, comme une cause directe et une cause indirecte peuvent produire la séparation des surfaces par le même mécanisme, il m'a paru préférable d'examiner sous un point de vue général les différents mécanismes par lesquels les luxations du coude peuvent être produites, quelle que soit la nature première de la cause.

Nous avons déjà vu que le mécanisme des luxations du coude, à un point de vue très-général, se réduisait aux quatre théories suivantes : le glissement, la torsion, l'écartement, l'inclinaison.

1° Le glissement, dans lequel deux chocs agissant en sens opposé, ou un choc agissant dans un sens et une résistance dans l'autre, poussent les deux surfaces à glisser l'une sur l'autre.

2° La torsion, qui peut être imprimée soit au bras, soit à l'avant-bras, ou aux deux en même temps, dans un sens opposé.

3° L'écartement, dans lequel une puissance tire directement sur un segment du membre, tandis qu'une résistance retient l'autre : la diduction des surfaces en est la conséquence forcée.

4° L'inclinaison, dans laquelle les deux segments du membre sont forcément ramenés l'un vers l'autre du côté du point d'appui, de telle sorte que l'articulation s'entr'ouvre du côté opposé.

L'inclinaison peut se produire dans les quatre sens de l'articulation.

En arrière, lorsque l'articulation, roulant sur l'olécrâne, comme sur un pivot, se déboîte en avant; on peut l'appeler, dans ce cas, *extension forcée* ou *flexion en arrière*.

En avant, lorsque l'articulation, roulant sur l'apophyse coronoïde, s'ouvre à la partie postérieure; elle peut prendre alors le nom de *flexion forcée*.

En dedans et en dehors enfin, quand les deux surfaces, prenant un point d'appui d'un côté de l'articulation, s'écartent du côté opposé; c'est là l'*inclinaison latérale*, à proprement parler, que l'on peut désigner aussi sous le nom de *flexion latérale*.

Après l'étude 1° du glissement, 2° de la torsion, 3° de l'écartement, nous avons donc, pour compléter nos idées sur le mécanisme des luxations du coude, à considérer 4° l'extension forcée, 5° la flexion forcée, 6° la flexion latérale, qui sont les formes diverses de l'inclinaison.

Reprenons chacune de ces théories, voyons dans quelles circonstances elles trouvent une application et à quels auteurs elles doivent être rapportées.

1° *Théorie du glissement.* C'est celle par laquelle on a longtemps expliqué toutes les luxations de cause directe, les latérales surtout, le bras étant poussé dans un sens et l'avant-bras dans l'autre; mais nous avons vu que dans tous les sens, il existait des obstacles tenant a la conformation même des os, qui empêchent les luxations d'être produites ainsi sans fracture. Boyer a essayé d'appliquer la théorie du glissement à certaines luxations de cause indirecte; il dit, en parlant des luxations en arrière produites dans la demi-flexion: «Dans cette attitude et dans l'effort impuissant d'extension qui l'accompagne, le poids du corps, augmenté par la vitesse de la chute, est transmis presque tout entier à la poulie articulaire, laquelle, n'étant soutenue que par la partie antérieure de la capsule et par la face supérieure de l'apophyse coronoïde, qui forme un plan incliné, ne peut que glisser en devant et déterminer ainsi le déplacement en arrière » (1). Mais M. Malgaigne fait observer que le plan incliné que forme l'apophyse coronoïde est dirigé de bas en haut, et, comme la force suit la direction de l'humérus, au lieu de permettre à l'humérus de passer en avant, cette disposition tend au contraire à le rejeter vers le centre de l'articulation et à le repousser vers l'olécrâne, et, si la force est assez puissante pour produire la luxation par ce mécanisme, celle-ci ne pourra encore avoir lieu qu'avec fracture de l'une des deux apophyses.

2° *Théorie de la torsion.* Elle peut être imprimée au bras, l'avant-bras étant fixé, et alors, le plus souvent, le condyle huméral s'appuyant sur le radius, c'est la portion interne de l'articulation qui se déboîte la première (2). « Le plus ordinairement, dit M. Malgaigne, le déplacement est produit dans une flexion légère, lorsque, dans une chute sur la main, l'humérus éprouve un mouvement de torsion sur l'avant-bras, qui ramène en arrière l'apophyse coronoïde. » La torsion de l'avant-bras a été étudiée par tous les auteurs qui ont considéré la pronation ou la supination forcée comme causes de la luxation du radius ; ajoutons que cette torsion peut être portée plus loin et agir sur le cubitus lui-même, qui roule sur son axe et tend à se dégager ainsi de l'humérus.

3° La *théorie de l'écartement* n'a guère été signalée qu'à l'occasion des luxations du radius. Il est clair cependant que l'avant-bras pris dans une machine, ou tiré par une force quelconque, peut ame-

---

(1) Boyer, t. 4, p. 215.
(2) Malgaigne, *Anat. chir.*, t. 2, p. 448.

ner une diduction des surfaces, et par suite une luxation, surto
une deuxième force intervient dans le moment pour produire
glissement ou une torsion.

4° et 5° L'*extension* et la *flexion* forcées sont, après le glissem
les plus vieilles en date. Ambroise Paré (1) disait : « L'os du c
tourne autour du haut du bras comme autour d'une demi-poul
Le coude se luxe à cause que ses deux apophyses ne traversent
tout autour de l'os du bras; par quoi, lorsque l'on fait plus gr
flexion que là où son apophyse intérieure rencontre le fond d
cavité, et l'apophyse postérieure se déplace en arrière; et au
quand on fait une extension violente, l'apophyse postérieure to
le fond de sa cavité, et alors ladite apophyse se jette hors de
lieu. »

Bichat, reprenant cette théorie, compare, dans l'extension for
l'humérus à un levier du premier genre : la puissance est le p
du corps; le point d'appui, l'olécrâne et l'avant bras fixé; la r
tance, la capsule et les muscles antérieurs. M. Malgaigne reproc
Bichat de ne pas dire ce qui fixe l'avant-bras, et n'admet ce m
nisme que lorsque l'avant-bras est préalablement fixé. Mais il
facile de répondre à M. Malgaigne que le poids du corps trans
au coude par l'os du bras se décompose en deux forces, l'une
fixe l'avant-bras contre le sol, l'autre qui se déploie contre la
sistance. La luxation doit se produire souvent par ce mécanisme.

6° Quant à la *flexion latérale*, elle a pour effet d'écarter les d
surfaces du côté opposé au sens de la flexion, de rompre le ligam
qui les unissait, et de rendre dès lors le déplacement possible. El
été développée par M. Malgaigne (2), à propos des violences dire
appliquées aux parties latérales de l'articulation, et qui ont pour e

---

(1) Ambr. Paré, 12e édit., p. 366.

(2) Malgaigne, *Anat. chirurg.*, t. 2, p. 448 et suiv.

de rapprocher les os du côté où elles agissent et de les séparer du côté opposé ; mais elle peut trouver d'autres applications encore. D'abord on sait que l'avant-bras et le bras forment un angle naturel ouvert en dehors ; une force qui tend à rapprocher les deux extrémités du membre peut exagérer cet angle et produire ainsi la flexion latérale externe. Il suffit enfin d'un point d'appui sur le côté externe ou interne du bras, tandis qu'une force pousse l'avant-bras du côté du point d'appui pour déterminer la flexion latérale de ce côté.

Ces six théories ne peuvent pas, du reste, être invoquées, l'une à l'exclusion des autres. Nous avons déjà établi que celles qui se rapportaient à l'écartement, qu'il soit obtenu directement ou par le moyen des diverses espèces d'inclinaison, constitue un premier temps auquel doit succéder, pour que la luxation soit complète, un mouvement de glissement simple ou par torsion. L'intervention de deux puissances nous semble donc nécessaire ; la première destinée à séparer les surfaces, la seconde à opérer le déplacement.

ARTICLE II.

Anatomie pathologique.

Les lésions que l'on trouve dans une luxation récente sont des déchirures plus ou moins étendues dans les ligaments, un changement de rapport dans les surfaces articulaires, et un changement de direction dans la plupart des muscles. Ces deux derniers phénomènes, qui caractérisent les luxations, sont intimement liés entre eux. Les muscles, en effet, déterminent et limitent certains déplacements des os, comme les os déplacés entraînent certaines déviations dans la direction des musc le

Parmi les déplacements qui sont sous la dépendance des muscles, il en est une espèce très-intéressante ; c'est celle dans laquelle une apophyse aiguë, comme la coronoïde, par exemple, reste maintenue contre une surface arrondie, comme la trochlée.

Ce point d'anatomie pathologique, dont la possibilité, contestée par Boyer et son école, a fait longtemps rejeter les luxations incomplètes en avant et en arrière, a été rétabli dans ces derniers temps par M. Malgaigne, et admis depuis par tout le monde.

Il est, du reste, facile de s'en rendre compte physiologiquement. En effet, l'avant-bras, par exemple, étant luxé en arrière, l'apophyse coronoïde tend à remonter derrière la trochlée : 1° par la force d'impulsion qui pousse l'avant-bras en arrière et en haut ; 2° par la rétraction de tous les faisceaux musculaires du coude, excepté du faisceau antérieur et fléchisseur du bras, qui, s'enroulant au contraire au-dessous de la trochlée, se trouve distendu fortement par l'ascension du cubitus, et résiste à l'action des trois autres. Cette distension trouve une limite dans une force inhérente aux muscles mêmes, appelée, par M. Malgaigne, *force de tension,* et qui fait qu'un muscle résiste d'autant plus qu'il est plus tiraillé. Au point précis où la force de tension développée dans ce faisceau fera équilibre à la force de rétraction développée dans les trois autres, et à la force d'impulsion primitive, qui peut être très-variable, l'apophyse coronoïde devra s'arrêter et former ainsi une luxation incomplète.

Ajoutons, pour compléter l'anatomie pathologique des luxations du coude, à titre de complications, les ruptures musculaires, les lésions vasculaires et nerveuses, et enfin les déchirures de la peau, qui peuvent se présenter dans certaines circonstances.

ARTICLE III.

Symptomatologie.

Les symptômes des luxations du coude sont de deux ordres. Les uns sont communs à toutes les luxations, les autres spéciaux à chacune d'elles.

§ I. — SYMPTÔMES COMMUNS.

Les premiers se composent de l'inflammation locale, qui ne tarde pas à se développer, surtout quand la réduction n'a pas été faite, et de la fièvre générale, qui vient souvent s'y ajouter avec les allures de la fièvre traumatique. Ces symptômes se développent plus promptement et plus violemment dans l'articulation du coude que dans toute autre. Les anciens étaient très-pénétrés de cette idée, et l'on est frappé, en parcourant leurs livres, de la frayeur que leur inspirait le développement de l'inflammation, qui paralysait, pour eux, tous les moyens de réduction et était souvent mortelle.

En revanche, les auteurs modernes, préoccupés par l'analyse profonde qu'ils ont faite de la symptomatologie des cas spéciaux, ont négligé un peu cette portion de l'histoire de la luxation du coude.

La vérité est entre les deux ; il faut redouter l'inflammation et la prévenir dans tous les cas par les moyens appropriés.

Cette inflammation locale se manifeste par la rougeur, la chaleur, le gonflement et la douleur ; ces deux derniers symptômes méritent surtout notre attention.

Le gonflement apparaît très-peu de temps après l'accident. Il présente un double inconvénient : celui de voiler les signes diagnostiques et celui de mettre un léger obstacle à la réduction. Il serait heureux que cette vérité se répandît dans le vulgaire ; mais, dans tous les cas, il est du devoir du chirurgien de réduire, avant l'apparition de ce phénomène, toutes les fois que l'occasion lui en est offerte.

La douleur se produit souvent avec intensité au moment de l'accident; mais, chose remarquable ! malgré l'étendue des désordres, elle est bien moins violente que dans la simple entorse ; et chose plus remarquable encore, elle cesse à peu près complétement avec la réduction. Nouvelle raison pour ne pas différer celle-ci.

Il est encore quelques symptômes, deux principalement, qui, tout en empruntant quelque chose de spécial à chaque forme de luxation, méritent par leur constance d'être placés à côté des symptômes communs que nous venons d'examiner. Ces deux symptômes sont :

1° Les épanchements de sang, qui se manifestent à l'extérieur par des ecchymoses, dont le siége atteste le point d'application de violence extérieure, et à l'intérieur de l'articulation par une sorte de crépitation qui précède en général le développement de l'inflammation. Ce phénomène, relevé dans presque toutes les observations, consigné dans tous les auteurs modernes, mérite l'attention du chirurgien pour ne point être confondu avec la crépitation osseuse, qui indique une luxation compliquée de fracture.

2° La douleur ou l'engourdissemet qui se manifestent à la partie externe de l'avant-bras et de la main jusque dans le petit doigt ; ce symptôme est très-fréquent, sauf dans les cas de luxation isolée du radius. Il provient du voisinage et de l'accolement du nerf cubital et de l'os cubitus, et qui font que celui-ci ne peut guère être déplacé sans amener un tiraillement ou une éraillure de celui-là.

§ II. — Symptômes spéciaux.

Viennent ensuite tous les symptômes qui offrent une physionomie propre dans chaque cas particulier, mais qui présentent néanmoins un élément commun dans leur manière d'être et de se produire ; ce qui fait que je dois en dire quelques mots ici.

Ces symptômes se rapportent à la forme, aux dimensions, à l'attitude et aux fonctions des membres, qui sont plus ou moins altérées.

1° *Forme*. Le déplacement des parties qui composent l'articulation amène nécessairemnt un changement dans la forme extérieure. Le premier effet de tout déplacement est. le suivant : la surface articulaire déplacée proémine d'un côté (et nous considérons toujours que c'est l'avant-bras qui se luxe sur le bras), ce qui produit une saillie surmontée d'une excavation, et dans le sens diamétralement opposé, l'extrémité articulaire, qui a été abandonnée, produit une autre saillie qui surmonte elle-même un creux, un vide laissé par l'os déplacé. Ainsi saillie ou tumeur surmontée d'une dépression dans le sens de la luxation, tumeur surmontant un vide dans le sens opposé : telle est, sauf un cas ou deux, celui de la subluxation en avant, par exemple, la déformation constante, réduite à ses éléments les plus simples, qui accompagne la luxation du coude. Ajoutons que des muscles, ceux qui sont tiraillés par le fait du déplacement, formeront sous la peau des cordes saillantes, et ne perdons pas de vue que l'articulation présente, dans chaque position, des éminences et des méplats naturels dont il faut bien se rendre compte pour saisir la physionomie de l'articulation déformée.

2° *Dimensions*. Une excellente manière de rendre mathématiquement cette comparaison entre l'articulation normale et l'articulation déformée, c'est de prendre des points fixes de repère sur les deux segments du levier, c'est-à-dire sur les os du bras et de l'avant-bras, d'en mesurer les distances, et de considérer les différences apportées à ces mêmes distances par le déplacement des extrémités osseuses. La variation de longueur la plus sensible, celle qui prête le plus à des considérations générales, est celle qui porte sur toute la longueur du membre. On peut dire que dans les *luxations latérales* incomplètes la longueur ne subit aucune variation ; que dans les subluxations antéro-postérieures il y a toujours un changement dans la longueur, changement ordinairement peu sensible, et qui est presque toujours un raccourcissement, mais quelquefois aussi un allongement comme dans la luxation incomplète en avant; enfin que dans les luxations complètes, quelles qu'elles soient, il y a toujours chevauchement et par conséquent un raccourcissement bien marqué.

3° L'*attitude* est la résultante de l'action des forces musculaires sur les surfaces osseuses anormalement mises en contact. Elle varie non-seulement avec chaque espèce de luxation, mais avec les désordres produits dans chacune de ces espèces. Elle se rapporte du reste toujours plus ou moins aux quatre positions suivantes : l'extension, la flexion, la pronation, la supination.

4° Les *fonctions* du membre seront empêchées ; l'immobilité dans une attitude donnée est ordinairement la conséquence d'une luxation du coude. Les mouvements volontaires ou communiqués rencontrent un premier obstacle dans les rapports anormaux des surfaces articulaires et dans la lésion de ligaments, un second dans les douleurs produites par la moindre tentative. Quand le premier obstacle est faible, le second peut-être surmonté par la main du chirurgien, les mouvements communiqués sont alors possibles. Les mouvements de latéralité par exemple, qui ne peuvent normalement avoir lieu, deviennent faciles à produire quand les surfaces sont séparées ; symptôme important sur lequel M. Nélaton a justement insisté. Une mobilité anormale très-étendue implique nécessairement des désordres très-considérables.

ARTICLE IV.

Complications.

Une luxation étant essentiellement constituée par le déplacement des surfaces articulaires et la rupture ou le relâchement des ligaments qui les unissent, tous les symptômes qui ne se rapportent pas à cette double lésion peuvent être considérés comme résultant d'une complication.

Mais de ces symptômes, quelques-uns, tels que les phénomènes inflammatoires, la lésion du nerf cubital, etc., nous ont paru tellement constants que nous les avons rattachés aux symptômes de la luxation elle-même, et que nous ne les considérerons comme complications que lorsqu'ils seront portés à un degré excessif.

A côté de ceux-ci, il en est d'autres qui, sinon par leur constance, du moins par leur fréquence ou leur gravité, méritent de fixer toute notre attention ; c'est ce qui m'a engagé à les réunir, à la suite des symptômes, sous ce titre commun, *complications*.

Les complications qui peuvent survenir dépendent de la lésion d'un des organes qui entourent l'articulation ; lésion des os, des muscles, des nerfs, des vaisseaux, de la peau.

Les fractures compliquent souvent les luxations ; les fractures qui peuvent survenir ici sont celles de l'olécrâne, de l'apophyse coronoïde, l'arrachement des tubérosités humérales, la fracture longitudinale de l'extrémité inférieure de l'humérus, l'écornement de la capsule du radius. Je donnerai plus tard des exemples de chacune de ces fractures, à propos des espèces de luxations auxquelles elles sont venues s'ajouter ; je dirai seulement qu'elles peuvent présenter quatre immenses inconvénients : 1° elles obscurcissent le diagnostic ; 2° elles augmentent souvent le déplacement ou en produisent qui semblaient impossibles ; 3° elles rendent quelquefois toute tentative de réduction impossible ; 4° elles peuvent, par le travail de consolidation osseuse qu'elles entraînent avec elles, et par l'immobilité qu'elles imposent à l'articulation, déterminer l'ankylose.

Les ruptures musculaires sont fréquentes ; elles facilitent les grands déplacements, et ont une grande influence sur la déformation, l'attitude et les mouvements de l'articulation luxée.

La lésion des nerfs non-seulement cubital, mais radial et médian, peut entraîner des paralysies, des douleurs, et celle des vaisseaux occasionner des thrombus, des tumeurs sanguines, des anévrysmes, des hémorrhagies.

La déchirure de la peau et la hernie d'une extrémité osseuse font communiquer le foyer de la luxation avec l'extérieur, et peuvent déterminer les accidents inflammatoires les plus redoutables ;

Lorsqu'elles coïncident avec la rupture de l'artère et des nerfs, la gangrène du membre en est la conséquence à peu près inévitable.

ARTICLE V.

Marche, terminaison.

La marche et la terminaison des luxations du coude sont très-différentes, suivant que l'on considère une luxation réduite on non réduite.

Dans le premier cas, après quelques phénomènes inflammatoires de peu de durée, l'articulation reprend sa forme et ses mouvements. Les ligaments déchirés se cicatrisent, et au bout de trois semaines à un mois, on retrouve des conditions de solidité suffisantes à l'exercice des fonctions, mais qui entraînent presque constamment, par la laxité ou la fragilité des ligaments, une prédisposition à la récidive.

Quand la luxation n'a pas été réduite, les phénomènes inflammatoires, notamment la douleur et la tuméfaction, ont plus d'intensité et de durée; quand ceux-ci sont passés, la déformation reparaît telle qu'elle était avant le gonflement.

Les parties constitutives de l'articulation, les os, les ligaments et les muscles, subissent une série de modifications qui les approprient à leurs nouveaux rapports.

Les modifications subies par les os peuvent se résumer dans les deux lois suivantes.

1° Destruction des cartilages dans les parties devenues libres, et formation des cartilages dans les parties mises au contact.

2° Intégrité et conservation de l'élément osseux au niveau des surfaces articulaires restées en contact; atrophie et disparition de l'élément osseux dans les surfaces articulaires mises dans des rapports anormaux; hypertrophie et production de l'élément osseux dans le voisinage de ces mêmes surfaces articulaires.

Ces lois, qui résultent de l'examen de plusieurs pièces anatomiques relatives à des luxations de diverses espèces, trouveront leur confirmation dans plusieurs des cas que nous aurons à examiner dans le cours de ce travail. Elles déterminent à la longue l'oblitération des cavités articulaires anciennes, et par conséquent l'impossibilité de la réduction après un certain temps ; l'établissement d'une fausse articulation avec des dimensions et une étendue de mouvement toujours moindre que celles de l'articulation primitive ; enfin une déformation progressive, qui tient à l'effacement de certaines saillies, au gonflement ou à l'élargissement de certaines portions d'os, et enfin la production de corps péri-articulaires en tout semblables à ceux de l'arthrite sèche.

Les ligaments rompus se cicatrisent et obturent d'autant les anciennes cavités articulaires ; de nouveaux ligaments se forment aux dépens du tissu cellulaire refoulé autour de l'extrémité osseuse déplacée.

Les muscles peuvent être divisés en deux catégories : ceux qui, par le fait de la luxation primitive, sont fortement distendus, quelquefois déchirés ; ceux qui sont simplement tiraillés.

Les premiers se cicatrisent, mais ils s'atrophient et perdent tout pouvoir contractile. « On a observé, dit Boyer (1), que des muscles ainsi détournés de leur situation naturelle, tiraillés par un os déplacé dont ils enveloppaient l'extrémité à l'instar d'une coiffe, par l'effet de la pression permanente à laquelle ils avaient été soumis, et de l'irritation qui en était résultée, avaient perdu peu à peu leur couleur rouge et tous les autres attributs de la texture musculaire, et que leurs fibres, devenues blanches et peu distinctes, donnaient à l'organe quelque ressemblance avec les ligaments. » De ce côté donc, perte complète de fonctions.

Les muscles tiraillés se rétractent aussitôt et produisent le che-

---

(1) T. 4, p. 39 ; 1814.

vauchement. La rétraction se borne-t-elle à ce premier effort ? ou bien, continuant à s'exercer, comme Desault l'a admis, peut-elle déterminer des changements successifs dans les nouveaux rapports de l'articulation ?

Aujourd'hui on a peu de tendance à admettre ces déplacements secondaires. La rétraction secondaire des muscles ne se développe, en effet, que dans certaines circonstances, à la suite d'une inflammation prolongée par exemple. Mais, en vertu de cette même inflammation, les tissus fibreux qui fixent les os dans leur nouvelle position, d'après la loi posée par M. Gerdy, sont également rétractés, par conséquent plus denses, plus serrés, et s'opposent à ces déplacements ultérieurs ; il n'en reste pas moins que les muscles rétractés primitivement ou secondairement jouissent d'une force de contraction volontaire plus limitée. De là encore une diminution dans leur puissance fonctionnelle, qui s'accompagne constamment d'une atrophie interstitielle, d'autant plus marquée que la luxation ancienne a atteint un sujet plus jeune, et à laquelle succède quelquefois un véritable état d'altération graisseuse.

Ajoutons enfin que chacune des complications qui peuvent survenir introduit dans la marche de ces affections des éléments nouveaux qui l'entravent, la paralysent ou la changent complétement.

Après avoir parlé des symptômes, des complications, de la marche des luxations du coude, je devrais aborder la question du diagnostic et du pronostic ; mais j'ai préféré, à cause de son importance, renvoyer la première à la fin de ce travail, où nous pourrons la traiter en connaissance de cause, et ne parler de la seconde, à cause de sa variabilité extrême, qu'à l'occasion des espèces particulières de luxation.

Je dirai toutefois d'une manière très-générale que le diagnostic est difficile ; difficile, à cause des formes diverses que revêtent les luxations du coude, des complications qu'elles présentent, et des lésions qui s'en rapprochent, telles que la contusion et la fracture des extrémités osseuses.

Que le pronostic est grave ; grave, parce que, à cause de l'engrènement des surfaces, les luxations du coude ne sont dues en général qu'à des violences extrêmes ; grave quand, par erreur ou iguorance, la réduction a été différée ou négligée ; grave, en raison des phénomènes inflammatoires qui se développent souvent et des nombreuses complications qui peuvent les accompagner.

ARTICLE VI.

Traitement.

Le traitement des luxations du coude se compose de trois choses :
1° Faire la réduction, 2° la maintenir, 3° remédier aux complications.

§ I. — FAIRE LA RÉDUCTION.

La réduction consiste à replacer les os dans leur position normale. Nous allons examiner successivement les trois questions suivantes :

1° Quels sont les obstacles qui s'opposent à la réduction ?

2° Comment se pratique la réduction ?

3° Jusqu'à quelle époque peut-on tenter la réduction ?

1° *Obstacles à la réduction.* — Ces obstacles proviennent des os, des ligaments ou des muscles, et diffèrent suivant que la luxation est ancienne ou nouvelle.

Dans une luxation nouvelle, les obstacles que les os peuvent apporter à la réduction sont de deux sortes. Tantôt, dans la position anormale des os, des éminences se trouvent reçues dans des cavités qui ne leur sont pas propres, comme l'apophyse coronoïde, par exemple, dans la cavité olécrânienne, l'épitrochlée dans la cavité sigmoïde, etc. ; en sorte que, dans l'extension directe, les deux os restent pour ainsi dire accrochés l'un à l'autre. On peut remédier

9

à cela en faisant l'extension sur l'avant-bras *fléchi*, de manière que le premier effet de la traction soit de dégager les deux os. Voici un exemple d'irréductibilité, dans un cas de luxation du radius en avant et du cubitus en arrière, qui se rapporte à un genre d'obstacle analogue, mais qui présente cependant quelque chose de particulier, digne d'être noté. L'observation est du Dʳ J.-B. Mayer (1).

OBSERVATION Iʳᵉ. — *Luxation du radius en avant et du cubitus en arrière; irréductibilité.* — |« Une force quelconque, dit l'auteur, séparant les deux os de l'avant-bras à leur partie supérieure, rencontre une résistance, celle des ligaments interosseux; les os, élastiques par eux-mêmes, se séparent plus que le ligament ne le permet, et tendent à se refermer par leur propre élasticité dès que la tête du radius et l'apophyse coronoïde trouvent les cavités coronoïdiennes et olécrâniennes. Il faudra donc une force de traction pour les déloger; joignez-y encore la pression circulaire exercée sur eux par les parties molles, et la contraction musculaire qu'on devra vaincre. »

Ici, il faut le dire, malgré le soin que prit le chirurgien de placer le bras dans la flexion, avec l'espérance d'écarter les surfaces osseuses, la réduction ne put être obtenue.

D'autres fois, une portion de l'os étant fracturée, une apophyse, par exemple, la réduction se fait, mais ne persiste pas; tels sont les cas de fracture de l'apophyse coronoïde, ce qui exige des moyens de contention particuliers.

Si la luxation est ancienne, les os sont déformés, et ce changement de forme, s'il est poussé assez loin, suffit pour empêcher que les os reviennent à leur position première.

Dans une luxation nouvelle, il peut arriver que les ligaments déchirés, contus, s'interposent entre les surfaces articulaires et empêchent de les ramener au contact. M. Hilton, dans un cas de luxation du radius en avant, dont la réduction n'avait pu être obtenue, trouva

(1) *Gazette des hôpitaux*, 1848, p. 233.

à l'autopsie un obstacle de ce genre (1). Quand la luxation est ancienne, les ligaments se sont rétractés, prêtés à la nouvelle position des os, cicatrisés sur place, de manière à contracter de nouvelles adhérences; en sorte qu'ils opposent une résistance énorme à la réduction, et que celle-ci ne peut s'obtenir qu'à la condition de les rompre et avec l'emploi d'une grande puissance.

Enfin, en ce qui concerne les muscles, ils peuvent opposer à la réduction d'une luxation nouvelle des obstacles mécaniques ou physiologiques.

Mécaniques, quand une portion de muscles, un muscle enroulé autour d'un os, s'interpose entre les surfaces articulaires. M. Debruyń, dans son mémoire sur les luxations du coude, rapporte un exemple de ce genre (2).

OBSERVATION II. — *Luxation en arrière et en dehors ; réduction impossible. Autopsie.* — «Les tendons des muscles brachial et biceps sont portés derrière l'épicondyle; le muscle brachial antérieur est un peu déchiré... Qui se serait douté que les muscles biceps et brachial fussent les agents qui s'opposassent à la réduction! Ces muscles, placés derrière l'épicondyle, étaient d'autant plus tendus que l'extension de l'avant-bras était plus forte.»

Il me semble que ces muscles roulés autour de l'extrémité de l'humérus ne pouvaient qu'être relâchés par l'extension, et que la véritable cause de l'irréductibilité se trouve dans les tractions directes sur le cubitus, qui avaient pour résultat de l'appliquer fortement contre l'humérus et de pincer ainsi les muscles entre les deux os, ce qui a dû s'opposer au glissement de ceux-ci l'un sur l'autre. L'extension faite sur le coude, dans la position demi-fléchie, aurait évidemment surmonté un semblable obstacle.

Un autre obstacle mécanique, commun aux muscles et aux autres

(1) *Bullet. thér.*, t. 38, p. 113; 1850.
(2) *Annales de la chirurgie*, t. 9; 1843.

parties molles, se trouve dans le fait d'une boutonnière percée dans ces organes, et à travers laquelle passe une extrémité osseuse. Le débridement, quand une plaie rend la boutonnière accessible à nos instruments, est ordinairement le seul moyen de supprimer cette cause d'irréductibilité.

Quant aux obstacles physiologiques, ils trouvent leur raison d'être dans les propriétés générales des muscles, à savoir, la force de contraction volontaire, la force de rétraction primitive ou secondaire, la force de tension (Malgaigne).

La force de contraction volontaire est quelquefois très-grande, surtout lorsqu'elle est exaspérée par l'attention, la douleur, les tiraillements; on peut la combattre de plusieurs manières : 1° par la position, en mettant tous les muscles dans le plus grand relâchement possible; 2° par une médication appropriée (anesthésiques, antispasmodiques, émétiques, saignées poussées jusqu'à la syncope, etc.). Je rapprocherai de ces moyens celui qui a été employé par Dupuytren, et qui consiste à détourner brusquement l'attention des malades; celui qui a été employé par Ritt avec succès, dit-il, et qui consiste dans la compression de l'artère du membre; 3° par la fatigue, et c'est le moyen le plus infaillible; par l'usage prolongé de l'extension à l'aide de machines, si cela est nécessaire.

La force de rétraction primitive, la seule contre laquelle on ait à lutter dans les luxations nouvelles, se combat de deux manières : par la position, et par l'extension, qui n'a besoin ni d'être bien forte ni d'être longtemps soutenue.

La force de tension peut être éludée en évitant de tirailler les muscles déjà distendus.

Ce qui nous reste donc à déterminer, c'est, dans une luxation du coude, quelle est la position la plus favorable pour lutter avantageusement contre les trois puissances : contraction, rétraction, force de tension.

Des quatre faisceaux musculaires qui composent les deux anneaux ostéo-musculaires de l'articulation du coude, un est constamment tiraillé, enroulé autour d'une des extrémités articulaires, et les trois autres contractés ou rétractés de manière à amener le chevauchement.

La simple extension, qui détruit ou diminue le chevauchement, détend par conséquent les muscles enroulés, et remplit cette première condition, de ne pas tirailler un muscle déjà distendu outre mesure; de plus, la flexion ou l'extension concourent au même résultat, suivant que le muscle tiraillé est fléchisseur ou extenseur.

Reste donc la contraction ou la rétraction des trois autres faisceaux. De ces trois faisceaux, deux sont fléchisseurs et un extenseur, ou deux extenseurs et un fléchisseur. La position dans laquelle tous les muscles seront le plus près du relâchement sera donc moyenne entre la flexion et l'extension; plus voisine de la flexion, quand des trois faisceaux rétractés deux sont fléchisseurs, comme dans la luxation en arrière et en dedans, et de l'extension, quand deux faisceaux sont extenseurs, comme dans les luxations en avant et en dehors.

On le voit, un des grands moyens de vaincre les obstacles qui s'opposent à la réduction, qu'ils viennent soit des os soit des muscles, consiste à pratiquer l'extension, le bras étant dans la demi-flexion. Hippocrate avait déjà recommandé cette position dans les cas difficiles, les luxations latérales par exemple.

Ajoutons toutefois que dans certaines circonstances, au lieu de lutter contre la force de contraction et de rétraction, on peut l'employer utilement pour la réduction. Ce précepte a déjà été donné par A. Cooper; on fait alors l'extension directe; on force les muscles à se distendre jusqu'à ce que les surfaces osseuses ne chevauchent plus. En les abandonnant alors à elles-mêmes, l'action musculaire les ramène naturellement dans leur rapport normal.

Quand la luxation est ancienne et qu'il y a rétraction secondaire, faut-il toujours désespérer de vaincre celle-ci? Si l'articulation est intacte, une extension modérée mais continue peut, dans beaucoup de cas, être employée avantageusement. C'est ainsi que le Dr Starck est parvenu à réduire une luxation du radius en avant qui datait de *deux ans et un mois* (1). La rupture des ligaments cicatrisés, et des adhérences nouvelles, à l'aide de mouvements forcés imprimés à l'articulation, a réussi entre les mains de M. Bonnet et de M. Maisonneuve (2). Enfin la ténotomie offre une dernière ressource.

M. Maisonneuve (3) eut à traiter une luxation du coude irréductible sur laquelle des tentatives inutiles n'avaient abouti qu'à la fracture de l'olécrâne. Il coupa *tous les tendons* qui entourent l'articulation et réduisit. Les mouvements du coude sont restés très-libres.

Le Dr Blumhard, dans un cas où les tentatives de réduction et la section des muscles avaient été inutiles, fit une incision longitudinale des deux côtés de l'articulation, mit la capsule à découvert, l'ouvrit largement, coupa avec le couteau les adhérences et opéra la réduction. Le succès couronna ses efforts. Le malade put reprendre ses occupations de charpentier. Le Dr Neumann a également réduit, au bout de quatre semaines, une luxation du cubitus en arrière, qui avait résisté à toutes les tentatives, à l'aide de la section sous-cutanée du muscle triceps (4).

De tels faits doivent être enregistrés, mais on ne saurait les ériger en doctrine générale. La ténotomie appliquée à la réduction des luxations aura toujours le tort d'agir en aveugle, surtout à l'égard des ligaments cicatrisés ou déplacés, dont on ne connaît ni la forme ni la position.

2° *Procédés de réduction.* — Toutes les méthodes, tous les procédés, se réduisent en dernière analyse à ceci : faire 1° l'*extension*, 2° la

---

(1) *Gaz. médic.*, 1848, p. 734.

(2) Bonnet, *Trait. des mal. art.*, t. 2, p. 456; Maisonneuve, *Gaz des hôp.*, 1850, p. 474.

(3) *Gazette des hôpitaux*, 1848, p. 7.

(4) Blumhard, *Gaz. méd.*, 1847, p. 238; Neumann, *Bull. thérap.*, t. 39, p. 282.

contre-extension, afin de détruire les rapports nouveaux qui existent entre les os ; 3° la *coaptation*, pour rétablir les rapports anciens.

Tous les procédés, et ils sont innombrables, qui ont été imaginés pour la réduction des luxations du coude peuvent se ranger sous les trois grandes méthodes suivantes :

1° L'extension, la contre-extension, la coaptation, sont faites séparément.

2° L'extension et la contre-extension sont faites isolément; la coaptation se fait d'elle-même.

3° La contre-extension, l'extension et la coaptation, sont faites dans un seul temps.

Dans la première méthode, l'extension et la contre-extension étant pratiquées par des aides ou des moyens mécaniques, les mains du chirurgien font la coaptation; c'est la méthode la plus généralement applicable à tous les cas sans exception, tandis que les suivantes ne concernent guère que les luxations en arrière, et dans quelques cas seulement les autres espèces de luxation.

Les divers procédés qui se rattachent à cette première méthode ne varient guère que par la position imprimée au membre et par les différentes manières d'appliquer l'extension et la contre-extension.

L'extension et la contre-extension ont été faites le bras complétement *étendu*. J'ai démontré les inconvénients de cette position et les avantages de la *demi-flexion*.

De ces deux procédés, Hippocrate recommande le premier dans les luxations en arrière, en avant et latérales incomplètes; le second, dans les luxations latérales complètes. « Alors, dit-il, l'extension faite en droite ligne ne convient plus également, car dans ce mode d'extension, l'éminence du cubitus ne peut être franchie par l'humérus. » Oribase emploie le premier, lorsque la luxation laisse le bras dans l'extension, et le second, lorsqu'elle détermine l'attitude fléchie.

La contre-extension se fait de plusieurs manières, par des mains ou par des lacqs, par des bracelets ou des courroies, par des aides ou des machines, mais qui toutes se réduisent, en définitive, aux deux suivantes : la contre-extension est faite sur l'épaule (Hippocrate), ou bien elle est appliquée immédiatement sur le bras (Oribase) (1).

L'extension, qui offre les mêmes variations dans les moyens employés, a été appliquée aussi de deux façons : sur l'avant-bras et le poignet, ou directement sur l'olécrâne (Ambroise Paré) (2).

La contre-extension faite sur le bras a toujours des inconvénients quand il faut employer une grande puissance, à cause de la compression qu'elle exerce sur les muscles du bras et de la contraction qui en résulte ; elle est avantageuse surtout dans les cas où les mains d'un aide suffisent à la contre-extension. Dans les cas aussi où un grand déploiement de force est nécessaire, l'extension pourrait être difficilement appliquée sur l'olecrâne ; mais ce procédé est encore d'une grande utilité lorsque l'on cherche a obtenir la réduction par voie de propulsion directe (voyez, p. 84, procédés d'A. Paré, de M. Nélaton et de M. Chassaignac.)

Ces divers modes d'extension et de contre-extension combinés ont donné naissance à une foule de procédés :

Procédé ordinaire. Le malade étant placé sur un tabouret et dépourvu de tout point d'appui, livré aux agents anesthésiques, si le chirurgien en a reconnu l'utilité, un aide est employé à faire la contre-extension sur le bras ou sur l'épaule, soit à l'aide d'un lacq fixé autour du bras ou passé sous l'aisselle, soit avec ses mains ; un autre aide, ou plusieurs si c'est nécessaire, pratiquent l'extension sur le poignet ou l'avant-bras à l'aide des mains ou d'un lacq, ou même directement sur l'olécrâne à l'aide d'une courroie. Le chirurgien, placé en dehors du membre, saisit le bras et l'avant-bras au voisinage de l'articulation, et, quand le chevauchement a été détruit par

(1) et (2) M. Maisonneuve, dans ces derniers temps, a cru inventer un procédé nouveau, en proposant de faire l'extension sur l'olécrâne et la contre-extension sur le bras (*Bull. de thérapeut.*, t. 36, p. 378; 1849).

les tractions, cherche à ramener les surfaces dans leur direction primitive.

Ce procédé, qui est le plus simple, présente quelques inconvénients.

1° On n'a pas toujours sous la main le nombre d'aides suffisant.

2° La force que l'on emploie ainsi est irrégulière; elle agit souvent par saccade, et l'on n'est jamais sûr ni de la mesurer ni de la graduer.

C'est pour obvier à ces inconvénients que de tout temps on a eu recours à l'emploi de moyens mécaniques.

Je ne puis faire ici la description détaillée de toutes les machines qui ont été mises en usage: je tâcherai seulement de donner une analyse succincte et méthodique des principales d'entre elles.

Tous les procédés se réduisent à cette idée simple : exercer deux tractions en sens opposé sur les deux extrémités d'un membre ou d'un segment de membre. C'est dans la diversité des moyens de traction que nous rencontrerons les vraies différences des procédés employés. Ces moyens de traction sont les suivants :

1° Le point fixe, 2° la pesanteur, 3° le levier, 4° les poulies, 5° le tour, 6° la vis, 7° les machines composées.

1° Le *point fixe* est surtout employé pour produire la contre-extension. On fixe à un point immobile dans l'espace la partie sur laquelle on veut appliquer la contre-extension ; l'effort de traction se trouve ainsi transporté en un seul point, et se partage également entre l'extension et la contre-extension. Ce moyen de traction n'augmente pas la force, mais elle donne au mouvement une régularité qu'il n'offre pas toujours quand il résulte de deux forces distinctes, souvent inégales. Les points fixes ordinairement employés sont un anneau scellé dans le mur, une colonne de lit, une traverse de bois, les barreaux d'une échelle, etc. Un artifice qui se rapproche de ce dernier procédé consiste à prendre le point d'appui sur le corps du patient lui-même. La traction doit toujours se faire alors par l'intermédiaire d'une tige inflexible, plus longue que le membre, et qui par une de ses extrémités, reçoit le lien de la traction; à mesure que celle-ci s'exerce, l'autre extrémité repousse la partie du corps ou du membre contre laquelle elle s'appuie, ce qui détermine une véritable contre-extension, toujours en rapport avec la force de l'extension. Nous allons rencontrer une foule d'applications de ce principe

2° La *pesanteur* a été employée pour produire l'extension, mais surtout et plus souvent la contre-extension. Dans les deux cas, ce moyen remonte aux premiers âges de la médecine.

Le bras étant fixé, l'avant-bras maintenu à angle droit, nous voyons Hippocrate, dans certaines luxations du coude, obtenir l'extension, en suspendant un poids par un lien à l'extrémité postérieure de l'avant-bras (1). Mais c'est surtout pour la contre-extension qu'on s'est servi de la pesanteur, et principalement dans la réduction des luxations du membre supérieur. Dans ce cas, le corps pesant est le corps du patient lui-même, augmenté quelquefois du corps d'un aide. Le patient monte sur un escabeau et place son aisselle au-dessus d'un corps résistant, d'une traverse de bois, d'un barreau d'une échelle, du battant d'une porte, du dossier d'une chaise, etc., ou de l'épaule même du chirurgien. Au moment où l'extension est pratiquée sur le bras, l'escabeau est enlevé, et le poids du corps tend à entraîner l'extrémité supérieure du membre dans un sens opposé. Tous ces moyens se trouvent aussi dans Hippocrate (*de Fract., de Articulis*).

3° Le *levier* consiste en une barre de bois ou de fer, un pieu (un pilon chez les Grecs), auquel on fixe les lacqs extenseurs. La partie inférieure du levier prend un point d'appui soit contre le lit lui-même du patient, soit contre une traverse, soit dans un moyeu de roue (Hippocrate), soit même en terre (Galien), et la traction s'exerce à l'autre extrémité du levier; on peut faire en même temps, à l'aide

(1) Littré, t. 3, p. 445.

d'un second levier, la contre-extension (Hippocrate, *de Fractur.*, *de Articulis;* Galien, *Comment. sur Hippocrate*).

Le procédé de réduction proposé par M. Mathias Mayor (1) n'est pas autre chose qu'une application nouvelle du levier. Son appareil se compose en effet d'une petite échelle d'un mètre à un mètre et demi et rembourée par une de ses extrémités. Cette extrémité est appliquée contre la racine du membre, dans le creux de l'aisselle quand il s'agit de l'épaule ou du coude. Les lacqs extenseurs fixés au poignet sont courts et forment une sorte d'anneau, dans lequel on engage une petite tige solide de bois ou de fer, à l'aide de laquelle on produit l'extension en prenant un point d'appui contre l'un des barreaux de l'échelle, qui est ainsi repoussée contre l'aisselle ou le sommet de la poitrine, où elle rencontre une résistance qui, comme nous l'avons vu dans le paragraphe précédent, tient lieu de contre-extension.

C'est à l'intervention du levier que doit encore sa puissance, un procédé appliqué une fois par Fanestoch, et généralisé par M. Gilbert (2). La contre-extension étant établie, le lien de l'extension, formé par une corde double, est fixé à un point résistant quelconque. Une tige ou levier, passée entre les deux cordes, permet de les tordre l'une sur l'autre, et de rapprocher par conséquent leurs deux extrémités, c'est-à-dire d'exercer l'extension avec une puissance qui dépend de la longueur du levier.

4° Les *poulies simples* ne sont guère employées que pour changer la direction de la force; elles permettent de ramener ainsi au même point le lien de l'extension et celui de la contre-extension, qui peuvent dès lors être soumis à une force unique et agissant dans un seul sens. Nous verrons de nombreux exemples de cet emploi des poulies dans diverses applications du tour.

---

(1) *Chirurgie simplifiée,* t. 2.

(2) *Gaz. méd.,* 1845.

5° Le *tour* ou *treuil*, machine simple qui se compose, comme on le sait, d'un cylindre sur lequel le lien de la traction vient s'enrouler, et d'une roue d'un rayon plus considérable, ou d'un simple levier ou manivelle qui représente un des rayons de cette roue. L'augmentation de puissance que l'on obtient ainsi est en raison de la longueur de ce rayon; car en statique, pour l'équilibre du tour, il faut que la puissance soit à la résistance comme le rayon du cylindre est au rayon de la roue.

Les machines les moins compliquées dans lesquelles le tour ait été employé sont le banc d'Hippocrate (*scamnum Hippocratis*) et le glossocome de Galien (1).

L'idée la plus simple que l'on puisse se faire du premier consiste dans un banc à quatre pieds renversés, ou un petit lit à quatre colonnes. Entre les pieds ou colonnes de chaque extrémité se trouve un tour qui permet d'exercer une traction dans le sens des deux extrémités; l'un d'eux peut rester immobile, et devient alors point fixe.

Le glossocome de Galien n'offre qu'un tour à l'une de ses extrémités; à l'autre, sont des poulies de renvoi, à l'aide desquelles des liens différents, enroulés sur le même tour, peuvent produire la traction dans les deux sens de l'extension et de la contre-extension.

Le tour a été rendu plus portatif; qu'on le suppose adapté à un cadre ou à une caisse, présentant à l'extérieur le manche qui le fait tourner et des chefs des liens qui s'enroulent autour du cylindre, on aura un instrument qui pourra se fixer soit à un lit, soit à une échelle, et qui permettra d'exercer une traction simple ou double à volonté : tel est le principe de l'instrument désigné sous le nom de *cadre de Nileus (plinthium Nilei)*.

La machine de Faber (*organon Fabri*) est encore fondée sur le principe du tour. Elle représente un cadre vertical glissant dans une coulisse, et situé au-dessus d'un tour. Un système de cordes et de

---

(1) Voy., pour tout ce paragraphe, Oribase, *de Machinamentis*, ex Heliodoro.

poulies permet de faire monter le cadre en tournant le tour. Le cadre étant placé sous l'aisselle du malade, les liens qui se fixent à l'a-
vant-bras sont ramenés jusqu'au cylindre du tour directement ou
par des poulies ; dès lors, en faisant tourner celui-ci, on pratique,
d'une part, l'extension par la traction directe sur le poignet, la contre-extension par le soulèvement et la propulsion du cadre dans
l'aisselle.

La machine de M. Briguel se rapporte au même principe, elle se
compose d'une tige de bois d'un mètre et demi environ, présentant
à une de ses extrémités une poulie de renvoi, et à son milieu, un
tour. L'autre extrémité vient, par l'intermédiaire d'un plastron avec
lequel elle s'articule, prendre un point d'appui sur le point du corps
où doit être appliquée la contre-extension, la partie supérieure du
thorax, par exemple, quand il s'agit du membre supérieur ; le lien de
l'extension se réfléchit sur la poulie et vient se fixer au tour. En faisant tourner celui-ci, on produit l'extension directe et on détermine
en même temps la propulsion de la tige de bois dans l'aisselle ou
contre la poitrine, ce qui suffit à la contre-extension.

Cette machine n'est que la reproduction presque sans changement
d'un instrument inventé par Purmann, décrit et figuré par Platner,
et qui se compose d'un plastron, d'une tige de fer, et d'un tour
placé à l'extrémité de cette tige (1). Toutes les deux, du reste, ne
sont qu'une simplification de *l'organon Fabri*, et exercent une action tout à fait semblable.

Je ne quitterai pas ce sujet sans noter un fait bien simple, mais
qui, dans un cas urgent, et à défaut d'autres moyens, pourrait être
de quelque utilité.

Toutes les voitures de charge et de transport, les charrettes, les
haquets, sont, à une de leurs extrémités, pourvues d'un tour ou
treuil, c'est-à-dire qu'elles présentent des conditions analogues à

---

(1) Briguel, *Journ. chir.*, 1844 ; Platner, *Inst. chir.*, p. 792 ; Purmann, *Chir. cur.*,
p. 692.

celles du glossocome de Galien, du banc d'Hippocrate, etc., et dont il serait facile de tirer parti.

6° La *vis* a été également mise en usage comme moyen énergique de traction. Tout le monde connaît le mode d'emploi de la vis. Je rappellerai seulement la loi de statique, qui donne une idée de l'accroissement de puissance que l'on peut ainsi obtenir : *La puissance est à la résistance comme le pas de la vis (c'est-à-dire la distance qui sépare deux tours de spire) est à la longueur qui tend à décrire la puissance, en d'autres termes, à la longueur du manche adapté à l'écrou.* «Aucuns praticiens, dit Ambroise Paré, usent de cet instrument, nommé *manivelle*, dont la pointe est faite en manière de foret, ou d'une tairière, qu'on attache contre un pilier ou solive de bois, dans laquelle manivelle y a une vis, qui, en son extrémité, a un crochet là où l'on attache un lien, et, par le moyen de la clef, ladite vis tourne dans un écrou, et par icelle est tiré le lien, tant et si peu qu'il est requis pour réduire l'os en sa boîte» (1).

C'est sur le principe de la vis que repose le procédé de réduction pour les fractures et les luxations de M. Alliot (2). Deux bracelets pourvus d'écrous sont appliqués sur les points de l'extension et de la contre-extension ; ils sont réunis par deux tiges d'acier à vis, qui permettent de les écarter, et d'étendre par conséquent la partie du membre qui est comprise entre eux.

7° Les *machines composées* ont pour but de multiplier indéfiniment la puissance. On a presque épuisé la liste des machines composées, comme celle des machines simples ; on a, en effet, successivement employé les systèmes de tours, les systèmes de poulies, la vis sans fin et le cric.

1° L'instrument de ce genre qui est le premier en date est le *trispastum* d'Appelides ou d'Archimède (3), qui servait à tirer les vais-

---

(1) Ambr. Paré, 12e édit., p. 354.
(2) *Gaz. méd.*, 1836, p. 140.
(3) Oribase, *de Machinamentis.*

séaux à terre, et qui, ramené à des proportions convenables, a été employé à la réduction des luxations; il est formé d'une série de tours reliés entre eux, et réagissant les uns sur les autres de la manière suivante : Une corde sur laquelle est appliquée la puissance est enroulée sur la roue du premier; une seconde corde, partant du cylindre de celui-ci, va s'enrouler sur la roue du second; la corde du cylindre du second, sur la roue du troisième, etc. La puissance s'accroît ainsi en passant d'un tour à l'autre, et, en somme, *elle est à la résistance définitive comme le produit des rayons des cylindres est au produit des rayons des roues.*

A cet instrument un peu primitif, les modernes ont substitué des roues dentées. La roue dentée de chaque tour s'engrène avec le cylindre denté ou pignon du tour suivant; les cordes se trouvent ainsi supprimées. La loi statique est la même : *la puissance est à la résistance comme le produit des rayons des pignons est au produit des rayons des roues.* C'est d'après un système semblable qu'était construit l'instrument de Van Hussen (1)

2° Les *moufles* ou machine à tirer de Vitruve, se composent de deux systèmes de poulies réunies pour chacun d'eux dans une chappe commune; l'une des moufles est fixe, l'autre mobile et attachée au corps résistant; la corde fixée à la chappe de la moufle fixe va successivement de celle-ci à la moufle mobile, en s'enroulant autour de ces diverses poulies. L'accroissement de la force est, dans ce cas, en raison directe du nombre des poulies de la moufle mobile ou des cordons qui la soutiennent. Voici la loi statique : *La puissance est à la résistance comme l'unité est au nombre des cordons qui soutiennent la moufle mobile, ou au nombre des poulies de la moufle mobile multiplié par 2.*

Cet instrument, qui remonte à Vitruve (2), n'est réellement entré

---

(1) Stout, *Arch. gén. de méd.,* 4ᵉ série, t..11, p. 411.

(2) Lib. 10, cap. 4.

dans le domaine de la chirurgie qu'avec Ambroise Paré (1). Depuis, il n'en est pas sorti; il a été adopté par les uns, altéré ou perfectionné par les autres, attaqué quelquefois, mais, en définitive, il n'a jamais été abandonné.

J.-L. Petit (2) l'a surchargé en ajoutant un treuil, sur lequel venait s'enrouler la corde de la puissance, ce qui, du reste, augmentait encore celle-ci. Il avait en outre adapté à son instrument une tige inflexible en forme de fourchette, munie d'une sangle qui lui permettait de prendre un point d'appui sur le tronc ou sur la racine du membre, et de faire par conséquent à la fois l'extension et la contre-extension. L'instrument est très-compliqué, et l'idée n'est pas neuve. Celui de Ravaton (3) n'est qu'une modification, ou, pour mieux dire, une simplification de celui de J.-L. Petit. Une planche de sapin est munie d'une fourchette à une de ses extrémités et d'un piton à l'autre; la fourchette prend son point d'appui dans l'aisselle ou contre la poitrine, tandis que le piton donne attache à la moufle fixe.

3° La vis sans fin consiste en ceci : Une vis mobile autour de son axe est fixée à une manivelle, le filet de la vis mène les dents successives d'une roue, à laquelle il se présente toujours d'une manière uniforme. Que maintenant cette roue soit celle d'un tour, et l'on aura une puissance doublement multipliée et par le jeu de la vis et par celui du tour. La loi statique est que *la puissance est à la résistance comme le produit du pas de la vis, par le rayon du treuil, est au produit du rayon de la roue dentée par la circonférence que tend à décrire la puissance, et qui dépend de la longueur de la manivelle.* Tel est l'instrument décrit par Héliodore (Oribase) sous le nom de *glosso-*

---

(1) 12ᵉ édit., p. 354.

(2) Édit. 1837, p. 57.

(3) Ravaton, *Pratique de la chirurg.*, t. 4, p. 153; 1776.

come de *Nymphodore*. Tel est aussi le principal mode d'action de l'appareil moderne de Brunninghausen.

4° Enfin le cric est composé d'un tour dont l'axe ou pignon est denté, et s'engrène avec une barre inflexible dentée, de manière qu'en tournant il oblige la barre à se mouvoir dans le sens de la longueur. Le tour, au lieu d'être simple, peut être composé, c'est-à-dire comprendre une première roue dentée, à laquelle est fixée la manivelle, et qui s'engrène avec le pignon du cric. Les lois statiques du cric sont, du reste, celles du tour simple ou composé.

Que l'on suppose un semblable instrument terminé par une tige inflexible, pouvant prendre son point d'appui sur une partie du corps, et de forme variable, suivant le point où elle doit s'appliquer, et l'on aura une idée très-générale, mais très-juste, de l'instrument de M. Jarvis. Pour la luxation du coude en particulier, il fixe un brassard autour du bras; la tige inflexible de son instrument vient arcbouter contre une coulisse ou un godet ménagés dans le brassard, tandis que la barre du cric, à l'autre extrémité de l'instrument, reçoit le lien de la traction fixé au poignet. Il sera facile alors, à l'aide de la manivelle, de déterminer l'extension et la contre-extension, et de surveiller en même temps l'articulation (1).

Quelques réflexions avant de quitter ce sujet.

Je crois qu'en général on a beaucoup exagéré la complication des machines dont se servaient les anciens. On s'est laissé effrayer par les difficultés d'une description grecque ou latine, et par la grossièreté des gravures qui l'accompagnent, et qui sont souvent très-inintelligentes, et partant très-inintelligibles, comme celle, par exemple, qui représente le *trispastum* d'Appellides. D'ailleurs il suffit de parcourir l'exposé que nous venons de faire, pour voir que les modernes auraient vraiment tort d'insister sur un pareil reproche.

_____

(1) *Arch. gén. de méd.*, 4ᵉ série, t. 11, p. 408.

Quoi de plus simple en effet que l'idée fondamentale du ban-
d'Hippocrate et du glossocome de Galien ; quoi de plus portatif que
les petites boîtes désignées sous les noms de *cadre de Nileus*, de
glossocome de Nymphodore, de *trispaste d'Archimède*, qui pouvaient
se fixer ou s'adapter à tout ce qui se trouvait sous la main ; une
échelle, un pilier, etc. La machine de Fabre, si elle est plus compliquée, a du moins le mérite de contenir une idée qui a fait fortune, et qui, en s'adjoignant aux autres moyens de traction, est
devenue la base de presque toutes les machines modernes. C'est le
premier instrument, en effet, dans lequel la force détermine l'extension d'un membre, en reportant son point d'appui sur la partie
voisine du tronc, tout comme dans la machine de J.-L. Petit, de Ravaton, et de MM. Briguel, Mathias Mayor, et Judicis.

Un reproche plus général a été adressé aux machines ; c'est leur
brutalité même, et la manière aveugle dont elles agissent. Reproche
encore qui est exagéré. La force d'une machine est calculée d'avance,
ou sait ce qu'on peut produire, c'est donc au chirurgien à savoir
manier l'instrument dont il se sert. D'ailleurs la force produite par
des aides multipliés est, comme l'a démontré M. Malgaigne, bien
plus brutale, bien plus aveugle, et bien plus irrégulière ; l'ad-
jonction du dynanomètre aux moyens mécaniques, idée heureuse
que l'on doit à M. Sédillot, lève d'ailleurs toutes les difficultés, et
écarte les dangers d'une puissance trop violente. Les machines ne
doivent pas, ne peuvent pas être bannies de la chirurgie moderne :
seulement il convient d'en restreindre l'usage ; pour les cas récents
et ordinaires, il est inutile de les employer ; mais, dans certaines
luxations qui résistent aux moyens ordinaires, surtout dans les luxations anciennes, elles deviennent indispensables.

Reste à déterminer le choix de la machine. Il ne peut être douteux.
Celle dont l'emploi peut le mieux être généralisé, qui est en même
temps la plus portative, qui se trouve à la portée de tout le monde,
et qui suffit à tous les cas, est l'instrument que nous avons décrit
sous le nom de *moufles*. Les moufles régularisées par le dynano-

mètre sont devenues d'une application vulgaire, et tout chirurgien doit être aujourd'hui familiarisé avec leur emploi.

2e méthode. Le chirurgien ne pratique que l'extension et la contre-extension. La coaptation se fait d'elle-même.

1° *Procédé d'Astley Cooper*. Dans certains cas, A. Cooper faisait l'extension et la contre-extension directe; puis, quand les surfaces étaient suffisamment séparées, en modérant la traction, il laissait à l'action musculaire assez de force pour attirer les surfaces articulaires dans leur direction naturelle, et opérer ainsi la coaptation.

2° Les autres procédés qui appartiennent à cette méthode, tout en différant considérablement dans les moyens employés, offrent cependant beaucoup d'analogie dans leur mode d'action. Ils sont au nombre de quatre.

Le premier est décrit dans Lanfranc (1) de la manière suivante : « Voici ce que vous ferez quand la luxation sera en avant (en arrière des modernes). Ramenez à l'extension (dirigas) autant que vous pourrez la main du côté malade; alors passez un lien en forme d'é-trier sur le point où le bras se plie d'habitude. Disposez un aide qui tire le lien ou l'étrier en arrière, avec force et ménagement. Alors fléchissez vivement la main que vous avez saisie, jusqu'à ce qu'elle rencontre le bras, qui, sans aucun doute, alors est réduit. »

L'action réelle du lien ne s'exerce évidemment qu'au moment même de la flexion à angle droit; elle entraîne alors en arrière l'humérus, fait glisser son extrémité inférieure sur le plan incliné qu'offre l'apophyse coronoïde en avant. et le ramène ainsi dans la cavité syg-moïde (2).

---

(1) *Collect. chirurg. du moyen âge ;* Venise, in-fol., 1498, p. 206.

(2) M. Duparcq (*Encyclographie méd.*) et M. Drake (*Gaz. méd.*, 1843, p. 302) ont, de nos jours, proposé des procédés tout à fait analogues.

Le second appartient à Ambroise Paré (1). « Adonc faut faire
le bras luxé embrasse une colonne ou le pied d'un lit, et qu'il
un peu plié, puis on empoignera d'une forte lisière l'extrér
du coude, dite *olécrâne*, la tirant vers sa cavité avec un bâton
tortillé dans ladite lisière... Autre manière encore plus facile, c
que le bras étant autour du pilier, on mettra un bien fort lien d
largeur d'un pouce sur l'extrémité du coude, puis sera tiré tant
l'os tombe en sa place. »

Ici la colonne du lit n'agit pas comme les corps orbes placés d
le creux articulaire, et que nous verrons employés dans la troisié
méthode ; elle a simplement pour but d'opposer une résistanc
l'extrémité inférieure du bras, et par conséquent de *repousser l'*
mérus en arrière, tandis que l'olécrâne est directement ramené
avant, comme dans le procédé précédent, comme dans les deux s
vants, le mécanisme se réduit à un double effort de propulsi
qui, poussant l'humérus dans un sens, et le cubitus dans l'aut
force l'extrémité inférieure du premier à surmonter l'obstacle
lui oppose le plan incliné que présente en avant la cavité s
moïde.

Le troisième revient à M. Nélaton (2). « J'ai employé, dit-il, a
succès le moyen suivant pour repousser l'olécrâne en avant : l'ava
bras étant fléchi à angle droit, je plaçai sur la partie postérie
de celui-ci une forte attelle dont l'extrémité inférieure reposait
l'olécrâne recouvert par une compresse. J'entourai la partie in
rieure du bras avec une bande circulaire très-fortement serrée,
cela suffit pour amener la réduction. » La suite de la descript
prouve d'elle-même la singulière analogie qui existe entre ce p
cédé et les précédents : « Il est facile de comprendre le mécanis
de cet appareil : les tours de bande prennent leur point d'appui

(1) 12ᵉ édit., p. 367.
(2) *Élém. de path. chirurg.*, t. 2, p. 385.

la partie inférieure de l'humérus *qu'elles repoussent en arrière*, en même temps qu'elles ramènent en avant l'olécrâne chassé par la pression de l'attelle. »

Le quatrième est dû à M. Chassaignac (1), qui lui a donné le nom de procédé *par le talon de la main*. L'humérus est saisi à pleine main de la main gauche ; tandis que le talon de la droite est vigoureusement appuyé sur l'olécrâne ; c'est, comme on le voit, tout à fait le même mécanisme.

3ᵉ *méthode*. Extension, contre-extension, coaptation, produites en un seul temps.

Cette méthode est destinée à remplacer les machines compliquées de la première et les procédés souvent peu applicables de la seconde, c'est-à-dire à permettre à un seul homme de faire la réduction.

Elle consiste dans une flexion plus ou moins brusque sur un corps orbe fixé dans le pli du coude.

Son moyen d'action est le suivant : le bras et l'avant-bras prennent un point d'appui sur le corps orbe, par le double mouvement de bascule qui se produit ainsi. Les deux os qui chevauchaient glissent l'un sur l'autre avec une légère tendance à se séparer ; quand ils se rencontrent à angle, le triceps tiraillé empêche la séparation d'avoir lieu et tend au contraire, par le simple effet de sa contraction, à amener la coaptation, qui se produit ainsi aussitôt que l'on met un terme au mouvement de la flexion.

Une foule de procédés se rattachent à cette méthode, ils ne présentent guère de différences que dans la nature du corps orbe employé. Hippocrate se servait d'une pièce de linge roulée ; on lui attribue aussi la colonne de lit ; puis vinrent le barreau de l'échelle, le dessus de la porte, etc. Plus tard, les chirurgiens jugèrent à propos de ne point recourir à un corps étranger, et le corps orbe placé dans le pli du coude fut le genou, le talon, le coude du chirurgien lui-

---

(1) *Gaz. des hôp.*, 1851, p. 492 ; 1852, p. 9.

même. A. Cooper se montre très-partisan de ces deux derniers procédés.

Tels sont les nombreux procédés de réduction employés dans les luxations du coude ; nous examinerons plus tard les applications spéciales de ces procédés. Mais il nous reste encore à traiter, dans ces généralités, une question très-importante.

3° Jusqu'à quelle époque peut-on tenter la réduction ?

Longtemps on a regardé les luxations qui dataient de plus d'un mois comme irréductibles.; cependant de temps à autre quelques tentatives isolées avaient été couronnées de succès. Mais, il faut le dire, ce n'est qu'après les travaux modernes sur cette matière, notamment ceux de Lisfranc et M. Malgaigne, qu'il a été permis de considérer comme légitimes les tentatives audacieuses qui, depuis quelques années, ont réussi entre les mains des chirurgiens.

Il serait peut-être difficile de fixer dès à présent la limite des forces qui peuvent être déployées, et du temps après lequel la réduction n'est pas désespérée : M. Malgaigne professe que la traction peut être portée jusqu'à 3, 4 et 500 livres sans inconvénient ; et voici, pour le temps après lequel les luxations peuvent être faites, là liste des succès venus à ma connaissance.

Avant tout, une observation très-remarquable due à Thomas Bartholin. Un homme se luxe le coude, la luxation n'est pas réduite ; un an après, il fait une chute de cheval, la luxation se réduit brusquement (1).

Desault a réduit une luxation du coude après..... 60 jours.
Boyer.. 45 —
Roux... 52 —
Capelletto........................... (moufles). 72 —
Nichet........................... id. 70 —
Sédillot........................... id. 2 mois.
Lisfranc et Malgaigne................ id. 4 —
Richet... 45 jours.

(1) *Historiarum anatomicarum rariorum*, cent. 1, hist. 74.

Sanson, après.....................(moufles).	114 jours.
Ast. Cooper...............................	3 semaines.
Velpeau...................................	45 jours.
Drake, deux cas..........................	6 mois et 4 sem.
Bonnet, quatre cas.......................	29, 44, 45, 60 jours.
Gerdy....................................	6 mois.
Gorré.....................................	156 jours.
Starck...................................	2 ans et 1 m.
Malgaigne................................	3 semaines.
Maisonneuve.	2 mois.
Malgaigne et Michon (en ma présence, 1850)......	2 —
Maisonneuve.............................	3 —
Chassaignac..............................	3 semaines.
Roux....................................	50 jours.

Une liste comme celle-là a deux grands défauts : 1° d'être incomplète ; 2° de ne pas tenir compte des insuccès ou des accidents qui accompagnent ces tentatives, et dont on trouve à peine cinq ou six exemples dans les auteurs (Bonnet, Velpeau), M. Velpeau rapporte même un cas de mort. (*Note ajoutée au mémoire de M. Debruyn.*)

Ces faits toutefois sont assez nombreux pour permettre, surtout quand on les rapproche de faits analogues, se rapportant aux autres luxations, d'arriver à cette conclusion que de deux à trois mois, quelquefois même au delà, la réduction est encore possible ; que pour l'obtenir, il faut employer une force énorme, quelquefois longtemps continuée. Les moufles régularisées par le dynamomètre sont infiniment préférables à la force extrêmement variable déployée par des aides.

§ II. — Maintenir la réduction.

Dans les cas simples, le maintien de la réduction se fera par des bandages appropriés, par l'attitude donnée au membre, par le repos. Mais un précepte essentiel, et qui se trouve déjà formulé dans Ambroise Paré, est le suivant : « Il faut remuer l'appareil de trois jours en trois jours et commander au malade de remuer son bras en toute manière, toutefois sans nulle violence. » Les auteurs modernes conviennent que c'est vers le sixième jour qu'il faut imprimer les premiers mouvements à l'articulation, et les continuer tous les trois ou quatre jours ; ces mouvements, faibles et bornés d'abord, seront peu à peu augmentés et étendus, et continués jusqu'à complète guérison.

§ III. — Traitement des complications.

Nous avons été amené, en parlant des complications, à noter les indications qu'elles présentent ; ce qui nous permet de formuler le traitement en peu de mots.

L'inflammation excessive sera traitée par les antiphlogistiques ; les fractures et les désordres extrêmes, par l'immobilité continuée aussi longtemps que l'on pourra. Dans ce cas, il sera convenable de maintenir le membre dans la flexion, dans la prévision d'une ankylose. Toutefois même alors, il ne faut pas désespérer de la puissance réparatrice de la nature.

OBSERVATION III, de M. Daugier (1). — *Luxation de l'avant-bras en arrière; fracture incontestable de l'olécrâne.* — Le membre est tenu *pendant trente jours dans l'extension;* après ce temps, il n'y a point eu d'ankylose, et les mouvements sont revenus.

L'ankylose, lorsque quelques mouvements persistent encore, peut être traitée par les manipulations, les mouvements gradués, l'extension lente et continue ; lorsqu'elle est complète, toute tentative violente est interdite au chirurgien. Je ne citerai que pour la blâmer en principe l'opération de la résection du coude faite avec succès par le Dr Emmert, pour un cas de luxation ancienne (2).

---

(1) *Journ. de chirurg.*, t. 2, p. 118 ; 1844.
(2) *Revue médico-chirurg.*, t. 3, p. 177 ; 1848

Quant à la saillie des extrémités osseuses à l'extérieur, et à la rupture des vaisseaux et des nerfs, ces accidents sont tellement graves que la luxation devient en leur présence la lésion secondaire, et que la plupart des auteurs s'accordent à considérer la hernie de l'os comme un motif suffisant d'opérer la résection de l'extrémité osseuse, et la hernie de l'os, combinée avec la rupture de l'artère, comme une indication absolue de l'amputation.

Un certain nombre de faits amassés depuis quelques années tendent toutefois à atténuer ces deux assertions, surtout la première.

1° Une observation de J.-L. Petit. Hernie de l'humérus en avant; réduction. Guérison au bout de six semaines (1).

2° Une observation de Samuel Withe, rapportée par A. Cooper. Un enfant de treize ans; luxation en arrière; hernie de l'humérus en avant. Guérison à peu près complète sept semaines après (2).

3° Une observation du Dʳ James Prior. Luxation en avant; hernie de l'humérus dénudé en arrière dans une étendue de 2 pouces $^1/_2$. Guérison en trois mois (3).

4° Une observation du Dʳ Antonino Frera. Saillie de l'humérus en avant, réduction non maintenue; nécrose et chute de la partie inférieure de l'humérus. Guérison (citée par M. Debruyn).

5° Une observation de M. Laugier. Luxation en dedans; saillie du condyle de l'humérus. Guérison après quatre mois (4).

Enfin Samuel Cooper *croit se rappeler* que Abernethy professait, dans ses cours, avoir vu un cas de luxation du coude, avec saillie de l'os à l'extérieur et rupture de l'artère, suivie de réduction et de guérison (5).

---

(1) Edit. de 1837, p. 68.

(2) A. Cooper, traduction française, p. 114.

(3) *Arch. gén. de méd.*, t. 15, p. 387; 1847.

(4) *Arch. gén. de méd.*, 4ᵉ série, t. 2, p. 141.

(5) Samuel Cooper, traduction française, p. 113.

Par contre, je ne connais que trois cas de guérison après la ré section ; deux vus pas Samuel Cooper à l'hôpital Saint-Barthélemy et un troisième rapporté par lui et publié par Evans.

De ces quelques faits, il résulte qu'une tentative de réduction es snffisamment motivée lorsque les os font saillie à l'extérieur, et qu les désordres ne sont pas trop considérables ;

Que même dans ce cas elle offre presque autant de chance que l résection ;

Que celle-ci doit être pratiquée quand la réduction est impos sible ;

Mais que, lorsqu'à la plaie extérieure se joint la rupture de vaisseaux, le fait unique et problématique d'Abernethy ne suffit pa pour autoriser une méthode d'expectation toujours dangereuse e qui a tant de chances d'insuccès contre elle.

CHAPITRE III.

DESCRIPTION DES DIFFERENTES ESPÈCES DE LUXATIONS.

1er GENRE. — *Luxations de l'avant-bras sur le bras.*

ARTICLE Ier.

Luxation en arrière.

Cette luxation, admise de tout temps et par tous les auteurs, es de beaucoup la plus fréquente ; toutefois les auteurs ne sont pa d'accord sur la possibilité de la luxation incomplète dans ce sens,

que nous avons désignée sous le nom de *subluxation*. Je ne crois
pas, malgré l'assertion de M. Malgaigne, qu'Hippocrate en ait voulu
parler. Mais Paul d'Égine, Avicenne, Guy de Chauliac, disent
qu'il n'y a souvent que subluxation, petite luxation (*dislocatio
parva*). Ambroise Paré dit aussi : «La luxation du coulde se fait
complète ou incomplète; celle qui est incomplète est facile à se faire
et aussi à se réduire. » Enfin J.-L. Petit, encore plus précis que ses
devanciers, annonce que dans la luxation incomplète, «l'éminence
antérieure du cubitus se trouve postérieurement sur la partie la plus
saillante de la poulie.»

Malgré de pareilles autorités, les chirurgiens du commencement
de ce siècle, se fondant sur une vue toute théorique, ont nié, avec
Boyer, la possibilité de ces luxations. M. Malgaigne, le premier, en
invoquant l'appareil symptomatique, en a appelé de ce jugement.
Nous-même nous avons, dans la deuxième partie de ce travail,
démontré leur possibilité physiologique; enfin, pour mettre cette
vérité hors de cause, il suffira, je l'espère, de rappeler une observation due à M. Gély (1), dans laquelle il a été constaté, sur une
malade morte sept années après une chute sur le coude, que «l'a-
pophyse coronoïde, un peu hypertrophiée, reposait dans une rainure profonde creusée sur la partie postérieure de la poulie humérale. »

Aujourd'hui l'existence de cette luxation n'est plus le sujet d'aucun doute. M. Malgaigne avait même admis que cette forme de la
luxation en arrière existait presque exclusivement; de nouvelles
observations l'ont amené à la considérer simplement comme un peu
plus fréquente que la luxation complète.

(1) *Gazette médicale*, 1845, p. 297.

§ 1er. — LUXATION COMPLÈTE EN ARRIÈRE.

Causes et mécanisme. — Les causes prédisposantes étant les mêmes pour toutes les luxations, nous n'y reviendrons dans l'histoire de chacune d'elles que lorsqu'il se présentera quelque particularité digne d'être notée.

Mécanisme. Nous avons déjà établi d'une manière générale qu'une luxation du coude s'accomplissait toujours par un double effort : un premier, destiné à séparer les surfaces ; un second, à les déplacer. Le premier est produit par l'écartement direct, la flexion forcée, l'extension forcée ou la flexion latérale ; le second, par le glissement ou la torsion.

Si nous cherchons à appliquer ces idées à la luxation du coude en arrière, nous arriverons aux données suivantes :

1° L'*écartement direct.* On conçoit, à la rigueur, qu'une forte traction puisse abaisser l'apophyse coronoïde jusqu'au-dessous de la ligne articulaire humérale. Il suffira alors de la moindre impulsion pour produire le glissement des surfaces articulaires l'une sur l'autre, et le passage des deux os de l'avant-bras en arrière ; mais il faut l'avouer, un semblable mécanisme exige des conditions tout à fait exceptionnelles, comme l'intervention d'une machine, la présence de deux forces agissant en sens inverse sur les deux segments du membre, etc., et qui en rendent la possibilité fort problématique.

2° La *flexion forcée.* Ambroise Paré admet que, lorsque l'on fait plus grande flexion que « là où l'apophyse intérieure du coude rencontre le fond de sa cavité, l'apophyse postérieure se déplace en arrière. » Remarquons cependant que, dans ce mouvement, les surfaces articulaires affectent la position suivante : un homme, par exemple, tombe sur le bras fléchi, l'avant-bras est appliqué contre le sol ; le poids du corps entraîne l'épaule en bas et en avant, augmente par conséquent la flexion et attire l'humérus en avant du

cubitus qui reste fixé. Mais dans ce mouvement des deux os l'un sur
l'autre, l'apophyse coronoïde vient précisément, par son sommet
aigu, terminé en forme de crochet, appuyer contre l'espèce d'angle
dièdre que forme la cavité coronoïdienne, et le cylindre de l'extrémité inférieure de l'humérus, en sorte que le glissement rencontrera
en ce point un obstacle considérable, et ne pourra même se faire
sans fracture de l'apophyse coronoïde.

3° Dans l'*extension forcée*, quand l'humérus a suffisamment pivoté
sur l'olécrâne pour dépasser en avant l'apophyse coronoïde, si une
force, telle que le poids du corps, continue à pousser l'humérus en
bas et en avant, la partie supérieure de l'olécrâne, qui est arrondie,
rencontrera le plan incliné par lequel la cavité olécrânienne se continue en haut avec la face postérieure de l'humérus, et glissera facilement de bas en haut sur ce plan incliné. Dans une chute sur le
bras tendu, par exemple, si une cause quelconque venait à ployer le
bras en arrière, le poids du corps suffira pour entraîner l'humérus
en avant et en bas (Bichat).

C'est évidemment à ce mécanisme qu'il faut rapporter celui qui
avait été indiqué par le Dr W. Roser, et dont le Dr Weber, de Ha-
nôvre, fournit un exemple (*Journ. de chirurg.*, 1845, t. 3).

«Le Dr Roser, dit-il, dans une série d'expériences, était arrivé à
cette conclusion, que la luxation en arrière de l'avant-bras a lieu
par la combinaison de deux mouvements, l'extension forcée d'abord,
et, immédiatement après, une brusque flexion. Un jeune homme,
voulant donner une preuve de sa force, tenait le bras étendu, tandis
qu'un de ses compagnons s'efforçait de déterminer la flexion; celui-
ci, ne pouvant réussir, frappa de toute la force de son poing dans le
pli du bras, à mesure qu'il déterminait sur l'avant-bras une flexion
brusque: une luxation en arrière se produisit, et qui ne put être réduite par le Dr Langenbeck.»

Une fois que l'extension forcée a opéré le déboîtement, évidemment une flexion brusque ne peut avoir pour résultat que de faire

glisser en haut et en arrière le sommet du cubitus, qui ne rencontre plus le point d'appui que lui fournit d'ordinaire la trochlée.

4° La *flexion latérale* ne peut guère produire cette luxation que lorsqu'elle est externe. En effet, l'obstacle qui s'oppose surtout au passsage de l'humérus en avant réside dans l'apophyse coronoïde. Dans la flexion latérale interne, le point d'appui étant pris en dedans, la trochlée et la cavité sygmoïde ne se séparent que par leur bord externe et d'une très-petite quantité. L'obstacle de l'apophyse coronoïde subsiste par conséquent. Dans la flexion latérale externe, au contraire, l'articulation s'ouvre largement par son côté externe, et il suffit alors d'une vive impulsion de l'humérus en avant pour déterminer la luxation.

5° Le *glissement* ne peut à lui seul, comme nous l'avons vu, produire la luxation, à moins qu'il n'y ait fracture de l'apophyse coronoïde ; mais il forme toujours le second temps de son mécanisme. Il trouve, en général, sa raison d'être dans le poids du corps, accru par la vitesse de la chute ; cependant une impulsion directe peut remplir le même but.

6° La *torsion* intervient quelquefois ; dans la flexion latérale interne, par exemple, elle peut, après l'écartement de la cavité sigmoïde et de la trochlée, ramener celle-ci en avant, mais il faut toujours que le glissement survienne, sans cela, le radius et l'humérus resteraient en rapport, et par conséquent ce ne serait plus une luxation de l'avant-bras sur le bras, mais une luxation isolée du cubitus.

Des expériences nombreuses que j'ai faites m'ont permis de contrôler ces assertions.

1° Rien n'est plus facile que d'obtenir les luxations en arrière par l'extension forcée.

2° On l'obtient aussi, mais avec un peu plus de difficulté, par la flexion latérale externe, suivie d'une vive impulsion en avant, avec ou sans torsion. Si l'on remplace l'impulsion en avant par une simple torsion, on obtient la luxation isolée du cubitus en arrière.

3° Par la flexion forcée, on obtient très-difficilement la luxation, et elle n'a jamais lieu sans fracture de l'apophyse coronoïde.

4° Par le glissement seul, c'est-à-dire par un choc direct, on ne peut également obtenir la luxation qu'en brisant l'apophyse coronoïde.

En résumé, les luxations du coude en arrière ne se produisent que par le double mécanisme de l'extension forcée, et de la flexion latérale externe, complétées par un mouvement de glissement en avant. Une légère torsion peut précéder, préparer ou accompagner ce mouvement de glissement, mais non le remplacer.

Anatomie pathologique. — On a rarement l'occasion de faire des autopsies de luxation en arrière du coude; j'en ai trouvé toutefois deux exemples, l'un qui appartient à A. Cooper, l'autre à M. Broca. Le premier est très-incomplet. Après avoir parlé de la position des os, Ast. Cooper ajoute simplement : « Le ligament capsulaire était rompu antérieurement dans une grande étendue. Le ligament annulaire était intact, le biceps était tiraillé, le brachial antérieur fortement tendu. »

L'observation de M. Broca est plus explicite (1).

OBSERVATION IV. — Le membre est dans la demi-flexion, formant en avant un angle de 120°; le bec coronoïdien est dans la cavité de l'olécrâne; le ligament antérieur est déchiré dans la moitié de sa hauteur, le ligament latéral interne est déchiré, le ligament latéral externe détaché de l'humérus, en sorte que l'annulaire reste intact; le muscle biceps est repoussé en dehors de l'articulation; le brachial s'enroule autour de la poulie, mais est dilacéré en plusieurs points; le nerf médian suit cette déviation du muscle, tandis que l'artère passe immédiatement au devant de la tête humérale sans changer de direction; le nerf cubital est fort contus.

_____

(1) Société anat., 1852, p. 26.

Dans les· diverses expériences que j'ai faites, la dissection n
donné les résultats suivants :

Dans les luxations obtenues par l'extension forcée, les deux lig
ments latéraux sont constamment rompus, ainsi que l'antérieur.
postérieur est déchiré, la rupture du ligament externe entraîne tr
rarement (une fois sur dix ou douze) la rupture du ligament a
nulaire.

Dans les luxations produites par la torsion ou la flexion latér
externe, le ligament externe n'est pas en général déchiré dans sa
talité ; l'interne et l'antérieur sont constamment rompus.

Les muscles biceps et brachial sont aussi plus altérés dans la p
mière catégorie d'expériences que dans la seconde, et, en un m
tous les désordres sont plus grands.

Symptômes. — Nous avons, une fois pour toutes, traité de certa
symptômes communs à toutes les luxations du coude et sur lesqu
nous ne reviendrons pas.

Les symptômes spéciaux à chaque espèce de luxations se rapp
tent à la forme, aux dimensions, à l'attitude et aux fonctions
membre.

1° *Déformation.* Elle se résume, comme nous l'avons dit, en ce
Éminence du côté de l'os déplacé, surmontée d'une dépression ; é
nence du côté de l'os abandonné, surmontant une seconde dépr
sion. Ici les os déplacés, l'olécrâne et la tête du radius, sont en
rière. C'est là que l'on les sent en effet ; mais la saillie qu'ils form
est compliquée, à cause de la sinuosité des surfaces articulaires.
effet, l'olécrâne et la tête du radius forment une sorte d'angle dr
saillant, dans le sinus duquel se trouve une dépression très-marqu
dont la branche verticale est formée par l'olécrâne, surmontée du t
don du triceps, qui est tendu généralement, et la branche horizont
par la tête du radius, qui roule sous le doigt lorsque l'on exécute
mouvements de pronation et de supination.

En avant, se trouvent l'os abandonné, la tête humérale, surface osseuse très-large, très-inégale, assez épaisse, qui proémine fortement *toujours au-dessous du pli du coude*. La tumeur ainsi constituée surmonte une dépression profonde qui marque la place abandonnée par les os de l'avant-bras.

Quand le gonflement n'est pas trop considérable, on voit tous ces détails de la déformation; il est bien rare qu'il le soit assez pour empêcher au moins de les sentir avec les doigts.

2° *Dimensions.* Il résulte du chevauchement des os diverses variations dans les longueurs du membre ou de certaines portions du membre que nous devons signaler.

Le membre, mesuré de l'acromion à l'apophyse styloïde du radius ou du cubitus est raccourci; le bras en arrière, de l'acromion à l'olécrâne, raccourci de 2 à 4 centimètres. En avant, l'extrémité inférieure de l'humérus, saillante sous la peau, étant dégagée de l'articulation, le bras semble allongé. L'avant-bras, au contraire, est raccourci en avant et semble n'avoir point changé en arrière. La distance des tubérosités humérales aux apophyses styloïdes est diminuée.

Enfin, et ce symptôme est très-important, l'olécrâne, en restant à la même distance des deux tubérosités humérales que dans l'état sain, est beaucoup plus élevé par rapport à la ligne qui passe par ces deux tubérosités, c'est-à-dire que dans l'extension, il est de 2 à 3 centimètres au-dessus de cette ligne, et que dans la flexion, il arrive à peu près à son niveau, mais toujours un peu au-dessus.

3° *Attitude.* Quelle est l'attitude du membre dans la luxation en arrière? Cette question ne me paraît pas avoir été entièrement vidée par les auteurs. Elle peut se dédoubler dans les deux suivantes : Le membre est-il dans la flexion ou l'extension? Est-il dans la pronation ou la supination?

Sur la première question, l'opinion de la plupart des auteurs fran-

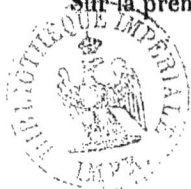

13

çais, Petit, Boyer, Sanson, A. Bérard, est celle-ci : *Le bras est fléchi à angle obtus, immobile dans cette position, et la flexion est d'autant plus grande que le radius et le cubitus sont portés plus haut en arrière.*

Ast. Cooper se contente de dire : *Le mouvement de flexion est en grande partie perdu;* phrase qui semble impliquer l'extension ou la presque-extension.

Il faut recourir à l'anatomie et à la physiologie pour éclaircir ce fait

1° L'extension absolue est impossible dans les cas ordinaires, c'est-à-dire lorsque l'apophyse coronoïde est dans la cavité olécrânienne et que les muscles brachial et biceps ont conservé leur action physiologique. Ces muscles, en effet, après s'être réfléchis sur l'extrémité inférieure de l'humérus, tombent obliquement sur l'extrémité supérieure du cubitus et du radius et ramènent ces deux os dans le sens de la flexion.

2° Une forte flexion est également impossible, parce que le déjettement de l'olécrâne en arrière, tirant fortement sur le triceps doit opposer une force suffisante à l'action des fléchisseurs.

3° La flexion est-elle d'autant plus grande que les os de l'avant-bras sont remontés plus haut, sans rupture toutefois du biceps et du brachial? Boyer dit : «La poulie articulaire de l'humérus est enveloppée par ces muscles ; ces muscles, réfléchis par l'épaisseur de l'os, sont dans un état de tension qui ramène et maintient l'avant-bras dans la demi-flexion. L'avant-bras est fléchi à un degré d'autant plus considérable que le radius et le cubitus ont été portés plus haut. » Les prémisses ne me paraissent point légitimer la conclusion. Oui, les muscles sont enroulés autour de la poulie articulaire, mais une poulie change la direction de la force musculaire, qui s'exercera dès lors dans le sens de la portion réfléchie. Or, plus le radius et le cubitus seront élevés, plus la portion réfléchie deviendra parallèle au cubitus, et plus, par conséquent, elle perdra de son action fléchissante.

Une conclusion tout opposée à celle de Boyer me paraît donc beaucoup plus probable : L'extension est d'autant plus prononcée que les os de l'avant-bras sont plus élevés.

4° Lorsque l'apophyse coronoïde est remontée plus haut que la cavité olécrânienne, les muscles antérieurs seront en général rompus ; dans ce cas encore le membre pourra rester dans l'extension absolue.

Voici deux faits qui viennent à l'appui des assertions que j'avance ici. Le premier s'est présenté à l'observation de M. Richet (1).

OBSERVATION V. — *Luxation en arrière datant de six semaines.* — L'avant-bras était étendu sur le bras, l'olécrâne remonté d'un centimètre et demi au-dessus de l'épicondyle, le diamètre transversal ne prédomine pas sensiblement sur le diamètre antéro-postérieur, l'olécrâne n'est que très-peu proéminent; la réduction est obtenue.

Ces faits, suivant M. Richet, trouvent une explication légitime dans la *luxation complète,* c'est-à-dire dans la réception de l'apophyse coronoïde dans la cavité olécrânienne. *La flexion et la saillie de l'olécrâne se rapporteraient alors exclusivement à la luxation incomplète.* Ceci est au moins exagéré ; mais je note l'élévation extrême de l'olécrâne coïncidant avec l'extension. Le peu de saillie de l'olécrâne me parait dû à l'extension elle-même. Lorsqu'il y a légère flexion, l'olécrâne est déjeté en arrière et proémine davantage.

Le second est extrait de *Dublin quarterly journ. of med.* et rapporté dans le *Bulletin de thérapeutique* (2).

OBSERVATION VI. — Un laboureur âgé de vingt-cinq ans vint consulter M. Hughes à l'hôpital de Jervis-Street. Il avait fait, quatre mois auparavant, une chute de 40 pieds de hauteur ; en se relevant, il s'aperçut qu'il avait perdu tout mouvement dans son *avant-bras, qui était complètement étendu, et qu'il était dans l'impossibilité de fléchir.* La luxation ne fut pas réduite. Il y avait une saillie

_____

(1) *Gaz. des hôp.,* 1845, p. 389.

(2) *Bull. de thérapeut.* , t. 39, p. 477.

considérable en avant, formée par l'extrémité inférieure de l'humérus; en arrière, l'olécrâne était très-saillant, mais *sur un plan un peu plus élevé* que le condyle interne. Mesuré de la pointe de l'acromion à l'olécrâne, le bras était plus court d'*un pouce et demi.*

Ici encore l'élévation extrême de l'olécrâne en arrière et l'extension complète du membre offrent au moins une coïncidence remarquable.

2° L'avant-bras est-il en pronation ou en supination?

Ast. Cooper affirme qu'il est en supination et qu'il ne peut être qu'incomplétement ramené en pronation. Desault rapporte qu'il l'a vu tantôt en pronation, tantôt en supination. La plupart des auteurs n'en parlent pas.

On conçoit que la tête du radius, déplacée, pressée contre l'humérus, a perdu ses mouvements de rotation et qu'elle doit rester dans la position où elle se trouve au moment de la chute.

Fonctions du membre. Le bras est immobile; les mouvements communiqués sont difficiles, sauf dans les cas qui présentent des désordres très-graves. Dans les cas ordinaires cependant, on produit toujour un petit mouvement de latéralité qui est impossible dans l'état normal, et offre par conséquent un signe très-important.

Complications. — Les complications qui peuvent se présenter ici sont: 1° une rupture du ligament annulaire, et une luxation du radius sur le cubitus qui sépare les deux os. On en trouve un exemple dans l'observation 110 de l'ouvrage d'A. Cooper, celle de Samuel Withe que nous avons déja citée comme luxation compliquée. «Les condyles de l'humérus sortaient à travers la peau à la partie interne de l'articulation. La trochlée humérale était à nu; le cubitus était luxé en arrière et le radius en dehors.» Nous étudierons plus loin le cas de luxation du cubitus en arrière et du radius en avant, dont nous avons formé un genre à part, mais qui offre quelques points de rapprochements avec la complication qui nous occupe.

2° Une fracture soit de l'apophyse coronoïde, soit de l'olécrâne, soit des tuberosités humérales, soit d'une portion de la tête du radius. Nous reviendrons dans un instant sur ces différentes lésions, quand nous ferons la revue des principales variétés de la luxation en arrière.

3° Une inflammation immodérée.

4° Une ankylose complète ou incomplète par suite d'irréduction.

5° La rupture des muscles des nerfs et des artères, la déchirure de la peau. Quatre des six observations que nous avons citées dans nos généralités sur ce genre de complication se rapportent en effet à la luxation en arrière.

Le *diagnostic* de cette luxation n'est pas difficile ordinairement ; il est assuré dès qu'on peut constater les signes suivants : élévation de l'olécrâne par rapport aux condyles huméraux, saillie en arrière de l'olécrâne et de la petite tête du radius qui roule sous les doigts quand on essaye de produire les mouvements de pronation, saillie en avant *au-dessous du pli du coude* de l'extrémité humérale, raccourcissement de la distance qui va de l'épitrochlée et de l'épicondyle aux apophyses styloïdes, cubitale et radiale.

Trop d'embonpoint ou de gonflement peut obscurcir ce diagnostic ; mais comme il est fondé surtout sur la disposition des éminences osseuses, et qu'en déprimant la peau on arrive toujours à les sentir, on peut affirmer que le diagnostic n'est jamais impossible.

Le *pronostic* varie en raison des complications. A l'état de simplicité, la luxation en arrière n'est pas grave ; elle se réduit facilement et se guérit dans un laps de temps qui varie de vingt à trente jours.

Traitement. — Cette luxation étant de beaucoup la plus fréquente, c'est surtout en vue d'elle qu'ont été imaginés la plupart des procédés de réduction. Nous ne répéterons pas l'énumération que nous en avons

faite déjà ; nous dirons seulement que les procédés le plus souvent
applicables sont : 1° l'extension et la contre-extension, le bras étant
étendu ou fléchi à angle droit ; 2° le genou ou le coude, qui sont les
procédés de prédilection de A. Cooper ; 3° le procédé de M. Nélaton
et de M. Chassaignac ; 4° l'emploi des moufles réglées par le dyna
momètre, quand la luxation est ancienne.

§ II. — VARIÉTÉS DE LA LUXATION EN ARRIÈRE.

1° *Luxation en arrière et en dehors.*

« Dans la *luxation en dehors*, dit A. Cooper, l'apophyse coro
noïde du cubitus, au lieu d'être située dans la fosse olécrânienne,
repose sur la partie postérieure du condyle externe de l'humérus,
et le radius forme une éminence en arrière et en dehors. »

Malgré l'autorité de A. Cooper, un semblable déplacement me pa
raît ne constituer qu'une simple variété de la luxation en arrière,
qu'on peut appeler : *luxation en arrière et en dehors.* J'ai réuni
quatre observations, désignées, par les auteurs, sous ce titre ; elles
appartiennent à MM. Vignolo, Nichet, Debruyn, et Velpeau. Mais
quand j'ai voulu entrer dans le détail de ces observations, j'ai ren
contré une grande obscurité qui tient à ce que la position des extré
mités articulaires n'est pas exactement déterminée. Plusieurs d'entr
elles m'ont paru avoir au moins autant de droits à être placées
parmi les *luxations incomplètes en dehors.* Voici d'après quelles
données j'ai tâché de résoudre cette petite difficulté : dans les luxa
tions en dehors et en arrière, il y a toujours raccourcissement ;
n'y en a pas dans la luxation incomplète en dehors. Dans la première,
en supposant le membre au quart de la flexion, l'olécrâne se trouve
au-dessus du niveau de l'épicondyle ; dans la seconde, il reste
toujours au-dessous, d'au moins 7 à 8 millimètres. Dans la pre
mière enfin, en supposant encore le bras au quart de la flexion,

l'olécrâne fait en arrière une saillie de 37 à 40 mill. (18 lignes); dans la seconde, de 20 à 25 mill. seulement (10 à 12 lignes). J'ai été ainsi amené, comme on le verra par la suite, à ranger les observations de MM. Vignolo et Nichet dans la seconde catégorie. L'observation recueillie dans le service de M. Velpeau (*Gaz. des hôp.*, 1847) offre trop peu de détails pour entrer en ligne de compte. Le raccourcissement du membre qui a été noté semble indiquer cependant qu'il s'agit d'une luxation en arrière et en dehors; celle de M. Debruyn (loc. cit.) est la seule qui réunisse toutes les conditions d'un pareil déplacement qui, du reste, est attesté par l'autopsie.

OBSERVATION VII (de M. Debruyn). — Le 6 avril 1841, François Vaschonbroock, âgé de dix-huit ans, tomba de 12 pieds de hauteur sur le sol, le bras gauche étendu au devant du tronc; tout le poids du corps porta sur la paume de la main. L'avant-bras, *légèrement fléchi* sur le bras et dans la pronation, est *sensiblement raccourci.* Les diamètres transversal et antéro-postérieur de l'humérus sont augmentés, l'extrémité inférieure de l'humérus se reconnaît dans le pli du bras; à la partie postérieure et externe du coude, existe une saillie marquée résultant du soulèvement des muscles qui s'insèrent à l'épicondyle; l'olécrâne remonte derrière l'humérus à la hauteur de deux travers de doigt, et se trouve situé près du bord externe de ce dernier os; la cavité olécrânienne est vide; immédiatement au-dessous et en arrière de l'épicondyle, on sent la petite tête du radius; en dessous de l'épitrochlée, il existe une dépression manifeste; réduction impossible, gangrène, amputation.

Autopsie. Les muscles sont très-altérés, le brachial et le biceps tendus et portés en dehors, derrière l'épicondyle. Les os de l'avant-bras auxquels ils s'insèrent *se trouvent en dehors et en arrière de l'extrémité inférieure de l'humérus.* l'artère brachiale est rompue; à la partie interne du coude, existe une partie osseuse détachée de l'épitrochlée, à laquelle les muscles ont conservé leur attache.

Voici les symptômes qui différencient cette variété de la luxation en arrière :

1° Le diamètre transverse est un peu augmenté.

2° L'olécrâne est plus éloigné de l'épitrochlée, plus rapproché de l'épicondyle dont il dépasse la hauteur.

3° La tête radiale dépasse en dehors et un peu en arrière l'épicondyle.

4° La poulie humérale à nu sous la peau présente au-dessous d'elle une forte dépression latérale externe.

Les mêmes procédés de réduction sont applicables, à cela près que dans la coaptation, le chirurgien doit porter l'avant-bras un peu en dedans.

2° *Luxation en arrière avec fracture.*

Les fractures qui peuvent venir compliquer une luxation en arrière sont, comme nous l'avons dit : 1° une fracture de l'olécrâne ; 2° une fracture de l'apophyse coronoïde ; 3° une fracture d'une portion de la tête du radius ; 4° une fracture ou un arrachement des tubérosités humérales.

Ces complications des luxations étaient déjà décrites par Hippocrate ; elles ont été étudiées mieux encore par les modernes.

Elles peuvent être produites par tous les mécanismes quand la fracture est due à l'arrachement ou à des chocs directs : la première peut encore résulter de l'extension forcée dans laquelle l'humérus roule sur l'olécrâne, et la deuxième du *glissement* direct, suivant la théorie de Boyer, ou de la flexion forcée. On peut se rendre compte de la troisième de la façon suivante : quand, par la flexion latérale externe et la torsion, le bras étant tendu, la trochlée a été déboîtée, le poids du corps pousse l'humérus en bas et en avant ; il ne rencontre d'obstacle que dans une partie de la cupule sur laquelle le condyle de l'humérus pivote, et la force peut être assez grande pour surmonter cet obstacle et briser l'os.

Le grand inconvénient de toutes ces fractures, c'est de nécessiter l'immobilité de l'articulation ; de plus, la fracture de l'apophyse coronoïde s'oppose au maintien de la réduction, et celle de l'olécrâne laisse le chirurgien dans l'alternative de tenir le membre dans l'extension pendant un mois, ou de n'obtenir qu'une réunion fibreuse très-étendue et qui gênera les mouvements d'extension.

A. Cooper, en Angleterre, A. Bérard et M. Velpeau, en France, sont, parmi les modernes, ceux qui ont les premiers rappelé l'attention sur ces lésions.

J'ai déjà cité une observation de luxation en arrière avec fracture de l'olécrâne, et qui appartient à M. Daugier. Il a laissé, sans dommage pour les mouvements, l'articulation pendant un mois dans l'immobilité et l'extension. Sa conduite ne serait peut-être pas toujours à imiter ; dans tous les cas où l'on redoute l'ankylose, il vaut beaucoup mieux maintenir le bras dans la demi-flexion.

Voici ce que M. Velpeau dit sur la fracture de l'apophyse coronoïde et de la tête du radius (1) :

« Lorsque l'avant-bras se luxe en arrière, il arrive plus souvent qu'on ne semble le croire que l'apophyse coronoïde se fracture. Cette fracture, signalée pour la première fois par A. Bérard, a été observée par moi sur deux malades dont j'ai pu disséquer le coude.... Il faut, après la réduction, tenir l'avant-bras fortement fléchi pendant plus d'un mois....

« Il se peut aussi que la tête du radius soit brisée verticalement, et qu'un fragment de cette tête s'isole comme un éclat soit en avant, soit en arrière. C'est un fait que j'ai observé une fois : c'était le tiers antérieur de la tête du radius qui se trouvait cassé transversalement chez mon malade, de telle sorte que l'avant-bras avait ensuite glissé en arrière. »

J'ai rapporté enfin une observation de M. Debruyn dans laquelle il y avait arrachement de l'épitrochlée. L'immobilité et un bandage contentif sont ici les seules ressources de l'art. Si c'est l'épi-

----

(1) Note ajoutée au mémoire de M. Debruyn (*Annales de la chirurgie*, 1843).

trochlée qui est détachée, la flexion est naturellement indiquée, parce que le relâchement des muscles qui s'y insèrent en est la conséquence. N'était la crainte de l'ankylose, l'extension serait indiquée au contraire dans les fractures de l'épicondyle.

§ III. — Subluxation en arrière (*luxation incomplète*).

J'ai constaté d'une manière péremptoire l'existence de ces luxations ; j'ai donné telles que je les comprenais les conditions physiologiques de cette existence. Leur mécanisme ne diffère pas essentiellement de celui de la luxation complète en arrière ; il tient à un degré de moins dans la force agissante, ou à un degré de plus dans la force résistante, celle des muscles.

Le point essentiel de leur anatomie pathologique (J.-L. Petit, MM. Malgaigne, Gély), c'est la présence de l'apophyse coronoïde au niveau de la trochlée. Le radius est également luxé en arrière, mais porté moins haut que dans la luxation complète ; la tête du radius répond par son bord antérieur à la partie postérieure de l'humérus, placée un peu au-dessus et en dehors du condyle. Pour tout le reste, les ligaments, les muscles, etc., les désordres sont beaucoup moins étendus que dans la luxation complète.

Les différences importantes sont relatives aux symptômes et au traitement.

La déformation est moins prononcée, la saillie de l'olécrâne moins élevée, celle de l'humérus moins marquée. Le membre est moins raccourci, ainsi que la face antérieure de l'avant-bras. Signe essentiel : « L'avant-bras étant au tiers de la flexion, la saillie de l'olécrâne est sur un plan sensiblement inférieur à la saillie de l'épitrochlée, tandis que, dans la luxation complète, l'olécrâne se trouve sur un plan sensiblement supérieur » (Malgaigne).

Quant à l'attitude du membre, nous avons vu que, d'après Petit, Boyer, Sanson, la flexion étant d'autant moins grande que les os sont moins remontés en arrière, le bras, dans la luxation incomplète, devrait être à peu près dans l'extension. Nous avons démontré la fausseté de cette théorie. M. Malgaigne admet que « dans les luxations incomplètes en arrière, l'apophyse coronoïde se trouvant au-dessous de son niveau habituel dans la flexion, le triceps, tiraillé, ramène de vive force l'avant-bras dans l'extension, laquelle est bornée surtout par la résistance du brachial antérieur. » A quel point existe l'équilibre ? C'est ce que M. Malgaigne ne décide pas. Nous pouvons affirmer que dans l'extension, le biceps et le brachial, réfléchissant autour de la poulie articulaire, seraient trop tiraillés, de même le triceps dans la flexion complète, à cause de la projection en arrière de l'olécrâne et du mouvement de bascule imprimé à cette apophyse ; c'est donc à mi-chemin entre ces deux positions, c'est-à-dire dans la flexion à peu près à angle droit, que doit se trouver le membre. C'est ainsi qu'il était dans un cas que j'ai observé dans le service de M. Michon, et que je rapporte un peu plus bas, et dans l'observation que j'ai mentionnée précédemment de M. Gély. Dans le cas que j'ai vu, le membre était à peu près dans la supination. Le silence des auteurs sur ce point me fait augurer qu'il en est ordinairement ainsi.

Les mouvements d'extension et de flexion, surtout communiqués, sont assez faciles, à cause du peu d'étendue des désordres ; on peut imprimer à l'articulation quelques mouvements de latéralité.

Relativement au traitement, on doit à M. Malgaigne cette observation intéressante, que cette espèce de luxation est beaucoup plus longtemps réductible que la luxation complète.

Tous les procédés de réduction qui conviennent à la luxation complète conviennent également bien ici. M. Malgaigne en ajoute toutefois un qui est d'une grande puissance et spécial au cas qui nous occupe. « La position de l'apophyse coronoïde m'a conduit à un procédé d'une grande efficacité, qui consiste, durant l'extension, à saisir à pleines mains le bras et l'avant-bras, et à repousser avec le genou l'olécrâne en avant et légèrement en bas, ce qui serait absurde dans une luxation complète. »

OBSERVATION VIII. — Un homme, que j'ai pu observer à la Pitié en 1849, dans les salles de M. Michon, avait fait une chute sur la paume de la main ; il ne peut dire si le bras était fléchi ou étendu. Douleur dans l'articulation, gonflement deux heures après. Le malade est entré hier soir à l'hôpital ; ce matin voici ce que nous constatons : Le bras est fléchi à angle obtus, très-près de l'angle droit ; l'avant-bras est en supination ; le bras, en mesurant de l'acromion à l'olécrâne, est raccourci de 50 millimètres ; cette différence se retrouve de l'épitrochlée à l'apophyse styloïde cubitale. L'olécrâne, qui fait saillie en arrière, est de quelques millimètres au-dessous de la ligne qui va de l'épitrochlée à l'épicondyle. On sent la tête du radius en dehors de l'olécrâne ; en avant, existe une tumeur dure, large, un peu au-dessous du pli du coude ; c'est l'extrémité inférieure de l'humérus ; mouvements volontaires impossibles ; les mouvements communiqués sont possibles, mais très-limités en avant, en arrière, en dedans. Luxation incomplète de l'avant-bras. La réduction se fait sans obstacle par le procédé ordinaire. Le malade sort guéri.

ARTICLE II.

Luxation en avant.

Les luxations en avant ont été admises par toute l'antiquité. « Il se peut, dit Hippocrate, que l'humérus s'échappe en arrière. Cette luxation arrive rarement ; elle est la plus douloureuse de toutes, et mortelle en peu de jours. »

Tous les chirurgiens qui vinrent après, Celse, Galien, Oribase, les Arabes, les arabistes, Ambroise Paré, etc., l'admettent tous sans contestation. Petit, le premier, tout en n'osant pas secouer le joug de la tradition, exprime un doute à leur égard, et établit la différence qu'il y a entre la luxation en avant avec fracture et sans fracture. « Je n'ai jamais vu la luxation en devant, et je la crois *très-difficile* ou même impossible, à moins qu'en même temps il n'y ait fracture de l'olécrâne. »

Depuis Petit, les auteurs qui se sont succédé, Boyer, A. Cooper, Sanson, A. Bérard, M. Vidal (de Cassis), ont déclaré que la luxation était impossible sans fracture.

Toutefois, grâce à cette subtilité d'analyse, à cette promptitude de propagation qui distinguent notre époque, les faits se sont groupés peu nombreux d'abord, et, considérés comme des excep- tions (Delpech), ils ont bientôt acquis assez d'autorité pour permettre d'établir ce point scientifique controversé.

Les premiers faits de ce genre qui aient été enregistrés sont les suivants :

1° « Un exemple de cette luxation sans fracture, dit Monteggia (1), mais seulement accompagnée de grands désordres, est rapporté par Evers » (*Neve Bemerkungen und Erfahrungen*; Gotting., 1787).

2° « On ne connaît, dit Delpech (2), qu'un seul exemple de cette luxation sans fracture, et le désordre des parties molles était si grand, que ce fait est plus propre à confirmer le principe (l'impossibilité de ces luxations sans fracture) qu'à le détruire. »

Ces deux citations se rapportent probablement au même fait ; viennent ensuite l'observation et le mémoire de M. Colson (3), l'ob- servation de M. Leva, d'Anvers (4). La luxation en avant devient article de science. M. Malgaigne l'admet sans contestation ; tous les chirurgiens suivent cet exemple. De nouveaux faits surgissent ; quatre observations très-intéressantes sont encore apportées : l'une due à M. Monin, l'autre à M. Guyot ; la troisième à M. Velpeau, la qua- trième au Dr James Prior.

Toutes ces observations ne se rapportent pas cependant à la même espèce de luxation. Celles de MM. Monin, Velpeau, James Prior, montrent une luxation complète avec chevauchement en avant ; dans toutes les autres, l'olécrâne est arrêté contre la partie inférieure

---

(1) Monteggia, *Instit. chirurg.*, 1814.

(2) Delpech, *Mal. rép. chirurg.*, t. 3, p. 81.

(3) Thèse inaugurale, 1835, n° 29.

(4) Mémoire de M. Debruyn, et *Ann. de la Soc. de méd. de Gand.*

de la trochlée et ne présente par conséquent qu'une *subluxation* ou *luxation incomplète*.

§ Ier. — LUXATION COMPLÈTE EN AVANT.

Voici les traits les plus remarquables des principales observations publiées sur ce sujet.

OBSERVATION IX (de M. Monin) (1). — Le fils de M. P. D., enfant de six à sept ans, jouant avec ses camarades, tomba du haut d'un mur sur un tas de fumier, probablement le coude complétement fléchi. Je trouvai le coude gauche considérablement raccourci, l'articulation du coude considérablement tuméfiée, mais laissant néanmoins facilement apercevoir à sa face postérieure un enfoncement profond, tandis que sa face antérieure était soulevée par un corps dur, arrondi, large et inégalement bosselé, en un mot facile à reconnaître pour la partie supérieure des os de l'avant-bras. L'olécrâne, facilement reconnaissable, était intact. Une première tentative de réduction par l'extension simple fut inutile. L'auteur alors, se soumettant à ce précepte qui consiste à faire l'extension dans la direction selon laquelle le déplacement s'est fait, fléchit le bras et repoussa ainsi les os de l'avant-bras en bas et en arrière. La réduction eut lieu, et la guérison fut prompte.

OBSERVATION X (de M. Velpeau) (2).—Alexandrine Carelli, âgée de vingt-trois ans, fut renversée, le 1er juillet, par une voiture dont une des roues lui passa sur le bras droit. Le bras présentait un angle droit, et ne pouvait être ni étendu, ni fléchi davantage; l'avant-bras était en supination très-prononcée; la saillie olé-crânienne était remplacée par une surface raboteuse, terminée à droite et à gauche par les condyles de l'humérus; en avant, le radius était logé dans la fossette qui reçoit l'apophyse coronoïde, et le cubitus était placé en dehors de son jumeau, de sorte qu'on pourrait peut-être dire luxation en avant et en dehors du cubitus. La réduction fut facile. La malade sortait le 19, ne conservant qu'un peu de roideur de l'articulation.

(1) *Journ. de chirurg.*, t. 2, p. 189; 1844.
(2) *Bull. de thérap.*, t. 35, p. 128; 1848.

OBSERVATION XI (de M. James Prior) (1). — *Plaie contuse et sortie de l'humérus en arrière.* — Un homme âgé de trente-quatre ans soulevait un poids énorme avec un cric. La chaîne se rompit et le manche du tour vint frapper avec violence la partie inférieure du coude, et produisit une plaie très-grave. Une heure après, il présentait l'état suivant : Large plaie à la partie inférieure de l'articulation en arrière ; désunion de toutes les parties ligamenteuses musculaires et autres, excepté en avant. La tête du radius et celle du cubitus avaient été arrachées et portées en haut et en avant vers l'humérus. Les condyles de ce dernier et une partie de son corps, dans une étendue de 2 pouces et demi à 3 pouces, sortaient en arrière par la plaie, et formaient presque un angle droit avec l'avant-bras. Cette portion de l'humérus était dénudée ; il y avait peu d'hémorrhagie ; des lambeaux musculaires sortaient de la plaie. L'auteur penchait pour l'amputation ; toutefois avant il voulut essayer la réduction, qui s'opéra facilement. Alors il fut facile de reconnaître qu'il n'y avait pas de fractures, et que les vaisseaux et les nerfs du bras n'étaient nullement lésés. La peau fut rapprochée, le membre fut placé dans la demi-flexion et maintenu par une attelle. Le surlendemain, fièvre, gonflement, chaleur des membres ; quelques vésicules autour de l'articulation. Le sixième jour, suppuration abondante ; le quatorzième, on ouvrit un abcès du bras ; le dix-huitième, un autre sur la tête du cubitus ; le vingtième, un autre vers le milieu du radius ; malgré ces accidents, et un autre bien plus grave encore, la sortie du condyle interne à travers la plaie, la guérison eut lieu. Trois mois et demi après l'accident, le malade pouvait soulever un poids de 13 livres ; depuis il a repris ses occupations.

A ces faits, j'en puis ajouter deux autres : l'un qui a été publié par M. Chapel, de Saint-Malo, et que je rapporterai plus loin à titre de variété, parce que l'avant-bras, en même temps qu'il est porté en avant de l'humérus, est fortement repoussé en dehors ; l'autre qui n'a pas été publié, et que je dois à l'obligeance de mon ami M. le Dr Jules Bouteiller, de Rouen.

OBSERVATION XII. — M. Achille Flaubert a vu, il y a quelques années, un jeune homme de Vernon qui avait été pris sous un éboulement. Le coude présentait une luxation singulière et sans aucun signe de fracture ; le radius et le

(1) *Arch. gén. de méd.*, 4e série, t. 15, p. 387.

cubitus étaient passés en avant de l'humérus, et s'étaient placés transversalement au-dessus de l'épicondyle et de l'épitrochlée, de telle sorte que l'olécrâne regardait directement vers la poitrine, et que l'avant-bras était dirigé en dehors, formant un angle droit avec le bras ; il faut noter que la face palmaire de l'avant-bras regardait en avant, et que le radius était placé au-dessus du cubitus. Il n'y avait ni plaie ni complication. La réduction fut facile. Le malade a guéri.

Mécanisme. Les théories de la flexion forcée, de l'extension forcée, de la flexion latérale, du glissement et de la torsion, trouvent ici leur application.

Par la *flexion forcée*, et c'est le cas le plus fréquent, on tombe le bras fortement plié et porté en avant sur la pointe du coude ; l'olécrâne est alors soumis à deux forces : l'une, qui ramène l'avant-bras contre le bras, et imprime à l'olécrâne un mouvement de bascule auquel l'apophyse coronoïde sert de pivot, ce qui force la flexion et amène le déboîtement ; l'autre, qui pousse l'avant-bras parallèlement sur le bras et tend à chasser l'olécrâne au devant de la trochlée. L'observation de M. Monin présente un exemple probable d'un semblable mécanisme. « Un enfant tomba du haut d'un mur sur un tas de fumier, probablement le coude complétement fléchi. » Celle de M. James Prior ne peut guère être rapportée qu'à la même cause, agissant toutefois d'une manière un peu différente. « Un homme soulevait un poids énorme avec un cric ; la chaîne se rompit, et le manche du tour vint frapper violemment la partie inférieure du coude. » On conçoit que ce choc ait produit le même effet qu'une chute sur l'olécrâne ; il a forcé la flexion, tout en poussant l'avant-bras en avant.

Dans un semblable mécanisme, le *glissement* qui complète la luxation doit jouer un très-grand rôle. La flexion en effet peut atteindre sa dernière limite, c'est-à-dire les os devenir parallèles, sans rupture des ligaments latéraux et postérieurs, qui sont seulement vivement tiraillés ; d'autre part, dans cette position, les surfaces articulaires se font encore opposition. Le glissement qui intervient doit donc surmonter un triple obstacle : 1° déchirer les ligaments postérieurs qui sont très-résistants, et dont la résistance est encore augmentée par celle des muscles qui les doublent ; cette rupture est toujours possible, mais exige une grande dépense de force ; 2° faire glisser l'humérus sur l'apophyse coronoïde, qui est enfoncée dans sa cavité coronoïdienne ; 3° faire glisser la face antérieure de l'olécrâne sur le bord inférieur de la trochlée, dont le niveau est resté un peu plus bas. Ces deux mouvements sont possibles aussi ; l'apophyse coronoïde, quand les deux segments du membre sont parallèles, est appliquée par son plan incliné antérieur contre le plan incliné qui termine en haut la fosse coronoïdienne. Le cubitus, étant entraîné en avant, peut donc glisser sur l'humérus, qui lui fait opposition, mais n'offre pas un obstacle insurmontable dans le genre de celui que lui opposerait, s'il était entraîné en sens inverse, l'extrémité aiguë de l'apophyse coronoïde, appuyant contre l'angle dièdre, formé par la rencontre du cylindre de la trochlée et de la cavité coronoïdienne. Quant au sommet articulaire de l'olécrâne, qui rencontre l'extrémité arrondie de la trochlée, il n'oppose pas non plus un obstacle sérieux ; mais il faut dans tous les cas que la force d'impulsion qui détermine le sens dans lequel glisse le cubitus soit très-puissante : de là la difficulté d'obtenir dans les expériences les luxations en avant par ce mécanisme ; pour ma part, je n'ai pu en produire qu'après la section préalable des ligaments latéraux.

M. Colson, qui rapporte dans son mémoire une observation où la luxation paraît évidemment produite par ce mécanisme, a été moins heureux encore dans ses expériences, et n'a jamais pu l'obtenir à l'aide de ce procédé (1).

Par la flexion latérale. M. Colson suppose que la chute se fasse sur la main portée en arrière, et que le bras soit forcément fléchi

_____

(1) Loc. cit., p. 9.

en dehors ; l'olécrâne, dans ce cas, passera en dedans , puis au-dessous de la trochlée. Je remarque que la flexion latérale ne fera jamais passer l'olécrâne en avant, si elle n'est combinée avec la *torsion*. Ces deux théories sont donc inséparables , comme celle de la flexion forcée et du glissement, dans la production de la luxation en avant.

Je crois que l'on trouve un exemple de ce mécanisme dans l'observation de M. Velpeau. On conçoit que la luxation a pu être produite de la façon suivante : le bras étant étendu et reposant à terre par son extrémité , la roue , passant en dehors , a pu amener la flexion latérale dans ce sens, qui, jointe à un mouvement de torsion du bras et de l'avant-bras , aura fait passer le cubitus au-dessous et en avant de l'humérus. Un fait qui milite en faveur de cette opinion , c'est la position du cubitus en dehors et en avant du radius, et qui est la preuve certaine que ce mouvement de torsion a eu lieu.

Voici l'analyse d'une expérience dans laquelle la luxation en avant a été produite par ce mécanisme.

Expérience. Le bras étant fixé dans un étau, je l'ai fortement fléchi sur le côté externe, en imprimant un mouvement de torsion à l'avant-bras, du cubitus vers le radius ; quand le bras a été plié sur son bord externe à angle droit à peu près, l'olécrâne faisait saillie sous la trochlée, puis il a passé en avant de celle-ci, entraînant dans son mouvement le radius. Le coude, dans cet état, présentait les particularités suivantes. L'avant-bras est en supination, il forme sur son côté externe un angle obtus de 142° ; j'ai constaté sur ce membre, avant et après la luxation, les mesures suivantes :

	Côté sain.	Côté malade.
De l'épitrochlée à l'apophyse styloïde du cubitus. . . .	23	24
De l'épitrochlée à l'apophyse du radius.	23	22
Diamètre transversal.	7	9

Il y a donc allongement en dedans, raccourcissement en dehors. Sur la face antérieure de l'articulation, on trouve une forte saillie qui présente des aspérités, et sur laquelle on reconnaît la cavité sigmoïde avec les deux saillies terminales, l'olécrâne et l'apophyse coronoïde. L'olécrâne est situé en avant de la trochlée, au-dessous et en dedans de l'épitrochlée; en dedans de la tête du cubitus, au niveau de l'apophyse coronoïde, on rencontre une petite saillie, formant, avec l'extrémité supérieure du cubitus, un sinus à angle droit, roulant sous le doigt dans les mouvements de pronation imprimés au radius, et qui est la tête de cet os, située en avant du condyle.

En arrière on trouve une forte saillie transversale, sur laquelle on reconnaît toutes les parties de l'extrémité inférieure de l'humérus. L'épitrochlée et la trochlée font saillie en dedans; l'épicondyle est débordé par la face postérieure du radius et les parties molles.

En dedans on aperçoit trois saillies superposées : l'épitrochlée, la trochlée, et un peu plus en avant, le bord externe de la cavité sigmoïde et de l'apophyse coronoïde.

A l'autopsie je constate que le cubitus est passé en avant de la trochlée, et repose par son côté postérieur externe contre la face antérieure de la trochlée. La tête du radius est portée en avant et en dehors, et repose par son bord postérieur contre la face antéro-externe du condyle. Le nerf cubital est rompu; les ligaments postérieur interne et antérieur brisés; l'externe déchiré en avant; le triceps est enroulé autour de la trochlée.

Je n'insisterai pas sur les caractères frappants de ressemblance que le résultat de cette expérience présente avec l'observation que j'ai rapportée précédemment, et dont elle éclaire si bien le mécanisme et la production. Je ne dirai qu'un mot, c'est que l'expérience a été faite et ses résultats consignés avant que je connusse le fait en question.

J'ai obtenu aussi la luxation en avant par l'extension forcée. Ce procédé est, avec la flexion latérale, celui qui a le mieux réussi entre les mains de M. Colson (p. 15); mais il faut que cette extension forcée, ou plutôt cette flexion en arrière, soit portée excessivement loin : l'olécrâne, qui sert de pivot, peut se rompre, et, dans tous les cas, les parties molles éprouvent des désordres considérables.

On comprend que l'*écartement* puisse produire cette luxation; mais il faut qu'il soit poussé à un point extrême, et que les surfaces articulaires soient écartées de toute la longueur de l'olécrâne, conditions qui se rencontrent difficilement.

Anatomie pathologique. — Cette luxation est anatomiquement caractérisée par le passage de l'olécrâne en avant de la trochlée sans fracture. Ce passage ne péut guère s'exécuter sans un grand désordre des parties ligamenteuses; toutefois ces désordres sont variables, suivant le mécanisme qui a amené la luxation. Dans la plupart des cas, tous les ligaments seront rompus. A la rigueur cependant, quand la luxation se produit par flexion latérale et torsion, on comprendrait que le ligament latéral externe restât intact ou à peu près. Ce double résultat est confirmé par les expériences cadavériques. Le muscle tiraillé ici est le triceps, qui s'enroule d'arrière en avant autour de la trochlée ; le nerf cubital est ordinairement déchiré ou rompu.

Symptômes. — Déformation. Un vide existe à la place habituelle de l'olécrâne; puis on sent en arrière, au-dessous de la cavité olé-crânienne, une tumeur transversale, formée par l'extrémité inférieure de l'humérus, et dont le doigt peut constater les inégalités; au-dessous de cette tumeur, une dépression très-marquée ; en avant, on sent une tumeur dure, bosselée, anguleuse, remontant au devant de la partie inférieure de l'humérus, dépassant en haut le pli du coude, et s'élevant jusqu'au niveau des tubérosités; en dehors, et plus bas, on sent la tête radiale placée au devant du condyle.

Dimensions. La longueur du membre dépend de la quantité du chevauchement. Il peut donc y avoir, dans cette luxation, raccourcissement considérable (observation de M. Monin), absence de raccourcissement, ou même allongement (expérience), suivant que l'olécrâne est plus ou moins remonté en avant de la trochlée. Il y a, dans tous les cas, raccourcissement de la face antérieure du bras, et allongement de sa face postérieure.

Attitude. Il est bien difficile de déterminer d'une manière positive l'attitude du membre dans cette luxation; avec les désordres considérables qui l'accompagnent, elle doit même nécessairement varier. Cependant voici quelques remarques qu'il est utile de ne pas perdre

de vue. Des quatre faisceaux musculaires du coude, deux, comme on
le sait, sont fléchisseurs, et deux extenseurs ; des deux extenseurs,
le plus considérable, celui qui est formé par le triceps, perd son
action dans ce déplacement, en s'enroulant autour de l'extrémité inférieure de l'humérus ; non-seulement il perd son action extensive,
mais il devient même fléchisseur, puisqu'après s'être refléchi, il
attire l'olécrâne en bas. On peut en conclure que l'action des fléchisseurs l'emportera dans une certaine limite, et que l'avant-bras se
relèvera sur le bras, en formant un angle d'inflexion, qui se rapprochera plus ou moins de l'angle droit. Dans les observations où
l'attitude est indiquée, c'est-à-dire dans toutes, à l'exclusion de celle
de M. Monin, il est positivement indiqué que l'avant-bras forme un
angle à peu près droit avec le bras. Ici deux cas se sont présentés
dans les expériences que j'ai faites. Quand j'ai obtenu la luxation
par flexion forcée (et section préalable des ligaments latéraux), l'attitude a été la flexion ordinaire à angle droit ; mais, quand la luxation a été produite par flexion latérale et torsion, c'est en dehors
qu'existait l'angle d'inflexion. Ces deux cas peuvent-ils se présenter
dans la nature ? Si nous consultons les observations, nous voyons
dans celle que j'ai rapportée un très-bel exemple de cette dernière
attitude ; dans celles de MM. James Prior et Velpeau, il est dit
simplement que l'avant-bras formait un angle droit avec le bras, ce
qui semble indiquer que le membre est dans la flexion naturelle.
J'élèverai cependant un doute à l'occasion de l'observation de M. Velpeau. Pour que dans une luxation avec chevauchement en avant il
y ait flexion à angle droit, il faut que l'olécrâne soit appuyé contre
la face antérieure de l'humérus, et que la tête du radius en soit
par conséquent séparée de toute la distance que mesure la hauteur
même de l'olécrâne. Avec la tension extrême des muscles brachial et
biceps qui existe, il ne serait pas étonnant que l'avant-bras s'in-
clinât en dehors, du côté où le radius n'a pas de point d'appui, et jusqu'à la rencontre de la tête du radius avec l'humérus lui-même. Il
est clairement énoncé, dans l'observation de M. Velpeau, que *le bras*

présentait un angle droit, et d'autre part, que, « en avant, le radius était logé dans la fossette qui reçoit l'apophyse coronoïde. » Ces deux propositions sont tout à fait inconciliables, si l'on n'admet que l'angle droit formé par le bras et l'avant-bras était ouvert non pas en avant, mais en dehors.

En résumé, en s'appuyant sur les dispositions anatomiques des muscles de l'articulation, sur les expériences cadavériques, et sur les observations connues, on arrive à cette conclusion, que dans la luxation en avant, quand les désordres ne seront pas trop graves, l'avant-bras sera coudé sur le bras, en formant un angle à peu près droit, dont le sinus sera tourné en avant ou en dehors, et plus souvent peut-être encore, en avant et en dehors.

Les mouvements communiqués sont ordinairement assez étendus, à cause de la gravité des désordres.

Une semblable luxation se présente sous une forme tellement remarquable, qu'il est difficile d'en méconnaître le diagnostic.

Le pronostic doit être grave, parce que les parties de l'articulation sont très-compromises, et qu'elles donnent facilement prise à l'inflammation. Elle est la plus douloureuse de toutes, dit Hippocrate, et mortelle en peu de jours ; ce qui est très-exagéré, mais donne la mesure des accidents qui peuvent l'accompagner.

Les complications qui peuvent se présenter sont encore ici une inflammation exagérée, des fractures concomitantes, mais dont nous parlerons dans un article spécial, à titre de variétés ; enfin les ruptures et déchirures musculaires, vasculaires, nerveuses, cutanées, etc., comme l'observation de M. Prior nous en fournit un exemple remarquable.

La réduction peut se faire de plusieurs manières : 1° par l'extension directe et la coaptation. Nous voyons, dans l'observation de M. Moniu, que ce procédé ne réussit pas. Il est probable que dans ce cas, comme dans celui de luxation en arrière, rapporté par M. Debruyn, un muscle se trouva pincé entre deux surfaces osseuses anguleuses, et fortement appliquées l'une contre l'autre ; le muscle triceps entre l'olécrâne en avant, et l'humérus en arrière. Il suffit au chirurgien de fléchir un peu le bras pour obtenir la réduction ; dans l'observation de M. Prior, où le triceps était déchiré, la simple extension directe suffit.

§ II. — LUXATION EN AVANT ET EN DEHORS.

Je donnerai sous ce titre, et comme un exemple de variété de luxation en avant, analogue à cette variété de luxation en arrière, dans laquelle les deux os de l'avant-bras sont en même temps portés en dehors, l'observation suivante de M. Chapel, qui a été considérée à tort, par son auteur, comme un cas de luxation en dehors.

OBSERVATION XIII. — Le 4 octobre 1849, le jeune Auv..., âgé de quinze ans, d'une grande maigreur, vivement poursuivi, essaya de passer entre un mur et celui qui voulait l'appréhender; c'est au moment où, par un mouvement instinctif, il portait le bras gauche un peu en arrière en s'effaçant, qu'il reçut un violent coup qui le fit heurter rudement contre le mur qu'il frôlait; au même moment, il entendit un craquement distinct qui ne fut accompagné d'aucune douleur.

Voici la description de la lésion dix minutes après l'accident : Il existe, au niveau de l'articulation du coude, une déformation très-marquée; les diamètres antéro-postérieur et transversal sont très-augmentés, surtout le second; l'avant-bras est maintenu dans la supination avec une légère tendance à la pronation et à la flexion; les mouvements de flexion et de pronation s'exécutent très-difficilement et sont très-douloureux; si l'on suit avec le doigt le bord externe du radius jusqu'à sa tête, on observe que celle-ci fait une saillie prononcée sous la peau, qu'il est facile de déprimer à l'extrémité supérieure de cet os, ce qui permet de reconnaître avec la plus grande facilité, à sa partie interne, la grande cavité sigmoïde, surmontée de son apophyse olécrâne, et en avant l'apophyse coronoïde ; le biceps est très-saillant en avant; le tendon du triceps, porté en dehors par le déplacement, est très-prononcé; il n'y a aucune mobilité du radius, qui ne paraît pas avoir abandonné la petite cavité sigmoïde du cubitus; les os de l'avant-bras chevauchent de 2 centimètres environ sur l'humérus; l'*épicondyle passe en arrière du cubitus ;* la partie interne du bras présente une saillie qui paraît d'autant plus considérable et qui déforme d'autant plus le bras, qu'il existe, au-dessus du condyle interne, un épanchement considérable ; la forte tension de la peau par l'épitrochlée n'empêche pas de sentir les surfaces articulaires, et en arrière de la trochlée, la cavité olécrânienne. La réduction fut simple.

§ III. — Subluxation en avant (*luxation incomplète*).

Ce qui caractérise cette luxation, c'est que le sommet de l'olécrâne reste appliqué contre la partie inférieure de la trochlée.

Son histoire repose sur trois faits :

OBSERVATION XIV (de M. Colson) (1). — Le 20 décembre 1828, Rollin, âgé de quinze ans, se laissa tomber sur le coude droit au moment où l'avant-bras était en demi-flexion, en sorte que tout le poids du corps, augmenté par la vitesse de la chute, porta sur l'apophyse olécrâne, poussa cet os en avant, et lui fit abandonner entièrement la trochlée humérale ; allongement de l'avant-bras de près d'un pouce, c'est-à-dire de toute l'étendue de l'olécrâne, dont le sommet reposait sur la partie inférieure de la trochlée, où il glissait de manière à permettre une extension forcée en arrière sans causer beaucoup de douleur ; le radius avait suivi le cubitus, en conservant avec lui ses rapports normaux.

OBSERVATION XV (de M. Leva, d'Anvers) (2). — Chute sur le coude, longueur démesurée de l'avant-bras, flexion légère du coude, tension des téguments, parties latérales de l'articulation déprimées, fossette postérieure à la place de l'olécrâne.

OBSERVATION XVI (de M. Guyot) (3). — En 1842, M. Dard, âgé de quatorze ans, fut renversé de voiture ; il ne peut dire comment il tomba. Trois heures après l'accident, à ma grande surprise, je trouvai l'avant-bras extrêmement mobile en tous sens ; la douleur était vive à l'articulation huméro-cubitale, qui était un peu tuméfiée ; à la face postérieure de cette articulation, on trouvait un enfoncement qui remplaçait le coude ; en avant, deux saillies ; l'avant-

(1) Thèse inaugurale, 1835, n° 29.

(2) Ann. de la Soc. de méd. de Gand, 1842 ; Debruyn, loc. cit.

(3) Revue méd.-chirurg., t. 2, p. 106 ; 1847.

bras était allongé pendant sur le ;bras, et formait une ligne droite avec ce dernier; l'olécrâne n'était plus à sa place; au pli du bras, on rencontrait un léger enfoncement, et au-dessous, les deux saillies que j'ai indiquées (la tête du radius et l'apophyse coronoïde). Je pouvais faire, avec ménagement, des mouvements circulaires et en toutes directions, comme s'il n'y avait pas eu de parties osseuses. La réduction fut facile.

Mécanisme. — Des deux mécanismes principaux que nous avons signalés pour la production de la luxation complète, la flexion latérale externe n'est guère applicable à la subluxation, à moins que la cause agissante ne rompe en même temps le ligament latéral externe; car sans cela le sommet de l'olécrâne ne saurait rester sous la poulie, qu'à la condition d'une forte flexion permanente en dehors, variété de luxation du cubitus qui n'a point été signalée dans la science.

La théorie la plus probable est celle de la flexion forcée dans une chute sur le coude fléchi, peut-être même aussi celle de l'extension forcée.

Le mécanisme de la flexion forcée est bien nettement indiqué dans l'observation de M. Colson : « Le 20 décembre 1828, Rollin, âgé de quinze ans, se laissa tomber sur le coude au moment où l'avant-bras était en demi-flexion, en sorte que tout le poids du corps, augmenté par la vitesse, porta sur l'apophyse olécrâne, poussa cet os en avant, et lui fit abandonner entièrement la trochlée humérale. »

Anatomie pathologique. — L'olécrâne est porté au-dessous de la trochlée; il est maintenu là par la tension équilibrée du triceps, du brachial et du biceps : ces muscles sont éraillés, déchirés, et tous les ligaments rompus. Chose remarquable, les désordres sont souvent plus considérables que dans la luxation complète en avant, avec chevauchement, quand celle-ci est produite par la flexion latérale externe.

16

Symptômes. Ils diffèrent essentiellement de ceux de la luxation complète ; ils ressortent naturellement des observations que nous avons rapportées.

Il existe un vide à la place de l'olécrâne ; la partie inférieure de l'humérus est saillante ; mais, au lieu d'une seule dépression au-dessous, il en existe deux, une de chaque côté, l'externe toujours beaucoup plus marquée. L'olécrâne fait saillie au-dessous de la tro-chlée.

En avant, on trouve quelque chose d'analogue : l'extrémité inférieure de l'humérus ; au-dessous, deux dépressions, la saillie médiane est plus profonde, plus inégale, à cause de la présence de la cavité sigmoïde. En avant comme en arrière, la dépression latérale externe est limitée en bas par la tête du radius ; les deux côtés de l'articulation sont déprimés, la peau est tendue.

Le membre est allongé de toute la hauteur de l'olécrâne ; cet allongement peut être constaté par diverses mesures : celle de l'acromion à l'olécrâne, à l'apophyse styloïde du cubitus ; celle de l'épitrochlée à la même apophyse. Les diamètres transverse et antéro-postérieur de l'articulation sont rétrécis.

Le bras est dans l'extension, et se prête facilement aux mouvements communiqués : mouvement de flexion, d'extension forcée, même de flexion en arrière ; mouvement de latéralité (Colson, Guyot) ; quelquefois dans une légère flexion (Leva, d'Anvers).

Le diagnostic est facile, c'est la seule luxation du coude qui s'accompagne simultanément d'allongement du membre et de diminution du diamètre antéro-postérieur du coude. Le pronostic est grave, à cause des désordres extrêmes de l'articulation, à cause de la difficulté de rendre les mouvements à une articulation tellement délabrée.

Le traitement est d'une grande simplicité : l'extension et le refoulement, par la main du chirurgien, de l'olécrâne en arrière ; la simple flexion ou la flexion autour d'un corps orbe obtiendraient la réduction avec la même facilité.

§ IV. — Luxation en avant avec fracture de l'olécrâne.

Nous avons, en mentionnant les complications, réservé, pour un paragraphe spécial, les luxations en avant, avec fracture de l'olécrâne, les seules admises pendant un temps.

Ces luxations sont produites par différents mécanismes, l'extension forcée, par exemple, et surtout le glissement, qu'il soit produit par un choc direct ou indirect.

Une pièce d'anatomie bien remarquable, déposée au musée Dupuytren, mais sur laquelle on n'a aucun renseignement, nous offre un exemple de cette variété de luxations en avant.

OBSERVATION XVII. — Le cubitus est partagé en deux fragments : l'un supérieur, qui comprend la moitié interne de l'apophyse coronoïde, l'apophyse olécrâne tout entière et la portion du cubitus qui la supporte ; l'autre inférieur. Le fragment supérieur est porté en avant, en bas et un peu en dedans ; l'inférieur a passé au devant de l'articulation en se portant légèrement en dehors, et entraînant avec lui l'extrémité supérieure du radius luxé en avant.

Le point essentiel de l'anatomie pathologique est ici la fracture, puis le déplacement. Comme toute la force à porté sur les os, qui ont cédé, les ligaments et les parties molles sont peu endommagés, à moins qu'ils ne soient lésés par la violence du choc direct.

Les symptômes sont essentiellement variables, comme l'étendue des déplacements et le lieu de la fracture. Quelques points importants sont dignes toutefois d'être mentionnés ; c'est que, dans la fracture de l'olécrâne, avec luxation en avant, on sent l'olécrâne dans sa position, puis une forte dépression au-dessous, et une tumeur anguleuse, formée en avant par le fragment inférieur du cubitus.

Il n'est rien, pour le pronostic et le traitement, qui n'ait été dit déjà dans nos généralités sur les luxations compliquées de fracture.

Voici les points principaux des deux seules observations que je connaisse de cette forme de luxation.

OBSERVATION XVIII (1), prise par M. Richet dans le service de M. Boyer, à l'hôpital Saint-Louis. — Un jeune homme de dix-huit ans tombe d'un échafaud élevé de 45 pieds. Le coude est visiblement déformé, le diamètre antéro-postérieur est accru, le diamètre transverse paraît un peu rétréci, l'avant-bras est peu fléchi sur le bras et dans la supination ; raccourcissement en dedans de 3 centimètres, un peu moins grand en dehors ; l'olécrâne est mobile et a conservé sa position, le pli du coude est déformé ; au-dessus des tubérosités, on sent, en avant, une tumeur oblongue, arrondie, qui soulève les muscles brachial et biceps ; battements de l'artère superficiels. La réduction fut opérée ; la luxation se reproduisit. Application d'un bandage contentif. Mort du malade au bout de trois heures, par suite de ses autres blessures.

Autopsie. Déchirure de la partie profonde des muscles épitrochléen et brachial et du ligament latéral interne ; l'externe est intact ; l'olécrâne est fracturé obliquement, l'humérus placé en arrière des os de l'avant-bras, ceux-ci remontés en avant, à 1 centimètre au-dessus des condyles ; le radius entraîné par le cubitus, le ligament annulaire intact, la capsule articulaire déchirée presque en totalité.

OBSERVATION XIX (2), recueillie dans le service de M. Velpeau. — Le nommé Gilbert Poncet, cinquante-deux ans ; il y a huit ans, a fait une chute sur un escalier, le bras fortement fléchi, en heurtant de l'olécrâne toutes les marches ; le coude, au quart fléchi, n'offre pas cette saillie anguleuse qui le caractérise à l'état normal ; il est large, aplati, ressemble à un genou d'enfant dont la rotule serait un peu haut placée ; celle-ci est remplacée par un fragment osseux très-mobile transversalement, appendu à l'extrémité inférieure du triceps, 1 centimètre environ au-dessus de la ligne qui unissait l'épicondyle à l'épitrochlée ; c'est l'olécrâne détaché à sa base, et qui, d'après cela, a à peu près la position qui lui appartient dans l'extension complète ; deux travers de doigt au-dessous, on reconnaît la trochlée et la petite tête de l'humérus libres inférieurement, en relief sous la peau, et derrière l'avant-bras, qui, remonté, les cache antérieurement ; le radius et le cubitus occupent l'enfoncement coronoïde ; à

(1) *Arch. gén. de méd.*, 3e série, t. 6, p. 471.
(2) *Journ. des conn. méd.-chirurg.*, t. 1, p. 132 ; 1845.

l'extérieur, sur les téguments, on ne remarque aucune trace de solution de continuité. Cet homme effectue une extension de 150 à 160° ; une flexion non moins parfaite soulève sans difficulté un poids de 50 kilogr. Il exerce l'état de boulanger. Les muscles extenseurs et fléchisseurs de l'avant-bras, auxiliaires des fléchisseurs et extenseurs du bras, doivent donc, dans ce cas, suppléer ces derniers.

ARTICLE III.

Luxations latérales du coude.

§ Ier. — GÉNÉRALITÉS.

De toutes les luxations du coude, les latérales sont celles dont l'histoire est restée jusqu'à présent le plus enveloppée d'obscurité. Les anciens, Hippocrate et surtout Galien, avaient des connaissances assez étendues sur ce sujet (voy. la note de la page 32) ; mais ces distinctions subtiles étaient depuis longtemps oubliées. Depuis Galien jusqu'à notre époque, les auteurs ont rapporté cette phrase banale : « Le coude se luxe en dedans ou en dehors, » sans citer un seul fait à l'appui.

Petit, le premier, voulut sortir de l'ornière commune, mais il le fit avec timidité ; il avança qu'à cause de « l'engrènement des tenons de la charnière, les luxations sur les côtés sont presque toujours incomplètes. » Il rapporte deux exemples, mais avec des détails tellement peu précis, qu'ils remplacent à peine l'assertion banale de ses devanciers : « Un laquais se trouva le bras engagé dans les rayons de la roue, et eut l'avant-bras luxé en dehors. Un autre eut le coude luxé en dedans, pour être tombé avec un cheval, qui s'abattit sur son bras, dans un lieu inégal ; la partie inférieure de l'humérus appuya, et l'avant-bras, portant à faux, fut luxé en dedans par le poids du cheval. »

De La Motte rapporte aussi un fait analogue : « Le bras gauche, sur lequel cet homme tomba, fut disloqué en dedans, de manière qu'il formait un angle en dedans » (*Traité chirurg.*, t. 2, p. 629).

De tels faits ainsi avancés, sans précision, ne pouvaient conduire à une étude sérieuse de ces affections : aussi les descriptions de Boyer, de Sanson, de Bérard même, qui ne sont appuyées sur aucun fait nouveau, ne sont que des exposés théoriques plus ou moins imparfaits, qui n'apportent aucune lumière dans le sujet qui nous occupe.

Astley Cooper, et il a eu pour imitateur M. Debruyn, considère comme luxation en dehors ce que nous avons décrit déjà comme une variété de la luxation en arrière, sous le nom de *luxation en arrière et en dehors;* il parle aussi très-confusément de la luxation en dedans.

La science était donc complétement à refaire sur ce point ; il a fallu chercher des matériaux nouveaux, les analyser, les montrer sous leur véritable jour : tel est le travail qui a été tenté par les observateurs modernes, commencé par Delpech, MM. Malgaigne, Nélaton, Debruyn, continué par tous ceux qui, dans ces derniers temps, ont eu l'occasion de voir, et qui ont écrit ce qu'ils ont vu. C'est le travail auquel je me suis associé, pour une faible part, dans un mémoire publié en 1851, et inséré dans les *Bulletins de la Société anatomique.* Depuis cette époque, quelques faits nouveaux sont venus à ma connaissance ; d'autre part, j'ai entrepris de nouvelles recherches, fait de nouvelles expériences. J'ai pu ainsi contrôler quelques-unes de mes idées et en modifier quelques autres ; c'est pourquoi je ne crois pas inutile de reprendre ce sujet avec tous les développements que comporte l'ensemble du travail qui m'occupe en ce moment.

Avant d'aborder les descriptions particulières des diverses espèces de luxations latérales, il me semble convenable d'envisager, à un point de vue général, le mécanisme suivant lequel ces luxations peuvent se produire.

Deux cas peuvent se présenter : ou la luxation latérale est primitive, produite d'emblée, ou bien elle est consécutive et succède à une autre forme de luxation, soit antérieure, soit postérieure.

Luxations latérales primitives. — Si nous passons en revue les six

théories que nous avons admises pour le mécanisme des luxations
du coude, nous voyons d'abord que, quand il s'agit de luxations
latérales primitives, la *flexion* et l'*extension forcées* doivent être lais-
sées de côté ;

Que la torsion, qui a pour résultat de porter l'apophyse coronoïde
en arrière ou l'olécrâne en avant de l'humérus, doit être également
écartée.

Restent donc les théories de l'écartement et de la flexion latérale,
complétées par le glissement.

Il est évident, en effet, que l'écartement seul n'amène pas une
luxation en dedans ou en dehors, et que la flexion latérale ne fait
que séparer les surfaces articulaires du côté opposé.

Mais on conçoit parfaitement que si pendant qu'une force, comme
une machine, dans laquelle la main est prise ; écarte les surfaces
articulaires, et qu'un autre choc, à ce moment, amène le glissement,
la luxation latérale peut avoir lieu. C'est suivant le même mécanisme
qu'agiraient encore deux forces, l'une portant le bras en haut et en
dedans, l'autre l'avant-bras en bas et en dehors ; car, en décompo-
sant ces forces, on trouve qu'elles tirent le bras en haut et l'avant-
bras en bas (écartement), et qu'elles portent le bras en dedans, l'a-
vant-bras en dehors (glissement).

On comprend aussi que lorsque la flexion latérale a déterminé la
rupture du ligament opposé, et ouvert l'articulation de ce côté, si
une force intervient qui pousse les surfaces en sens opposé (glissement), la luxation pourra encore avoir lieu, et, suivant la direction
et l'intensité de la force, être interne, externe, complète ou incomplète.

Ainsi qu'une violence directe ou indirecte produise la flexion latérale, qu'une autre force intervienne alors, ou le poids du corps, ou
une puissance extérieure, qui pousse les deux segments du membre
en sens opposé, et la luxation latérale aura lieu.

Écartement et glissement, flexion latérale et glissement, telles sont les deux mécanismes suivant lesquels les luxations latérales primitives se produisent.

Luxations latérales consécutives. — Quand on fait des expériences sur le cadavre, on est étonné de la facilité avec laquelle certaines luxations se changent les unes dans les autres, et l'on se demande s'il n'en doit pas être ainsi quelquefois sur le vivant; s'il n'est pas possible qu'une violence compliquée produise d'abord un luxation quelconque, et, par un revirement soudain, trouvant les os dans leur nouvelle position, leur imprime un déplacement, qui eût été difficile à se produire sans cela.

Dans une luxation en arrière, par exemple, ne suffirait-il pas qu'une force légère pousse l'olécrâne en bas et en dehors, ou en bas et en dedans, pour que l'apophyse coronoïde vienne se placer sous l'épicondyle ou l'épitrochlée, et déterminer ainsi une des espèces de luxations latérales?

Et quand M. Debruyn conclut qu'une luxation postérieure est externe, parce qu'une légère traction change la luxation qui existe en luxation évidemment en dehors, ne nous donne-t-il pas un exemple de la possibilité de ce mécanisme?

Nous l'admettrons donc, tout en convenant qu'il doit être très-rare; car, pour qu'une luxation latérale puisse ainsi se produire, il faut que la violence extérieure agisse en trois temps : les deux premiers temps, qui sont nécessaires, comme nous l'avons démontré, pour produire toute luxation primitive, et un troisième, pour produire la consécutive.

§ II. — LUXATION COMPLÈTE EN DEHORS.

Nous excluons des luxations en dehors toutes celles dans lesquelles le cubitus tout entier est en arrière ou en avant de l'extrémité inférieure de l'humérus, et porté en même temps un peu en dehors; nous ne voyons, dans des cas de ce genre, que de simples variétés des luxations antérieure et postérieure. Le véritable signe de la luxation latérale sera pour nous, tant que les os de l'avant-bras restent en contact avec l'extrémité inférieure de l'humérus, de l'épicondyle à l'épitrochlée, que, dans le déplacement opéré des deux apophyses olécrâne et coronoïde, l'une soit en avant et l'autre en arrière de l'humérus, comme dans l'état normal. Au-dessus de l'épicondyle et de l'épitrochlée, il suffit évidemment, pour caractériser une luxation latérale, que les os de l'avant-bras soient en dehors des bords de l'extrémité inférieure de l'humérus.

Nous avons dit d'ailleurs qu'une luxation était *complète,* toutes les fois que les deux surfaces s'étaient abandonnées entièrement. Or n'oublions pas que la surface articulaire supérieure s'étend de la trochlée au condyle, et ne comprend pas les tubérosités humérales, en sorte que lorsque la surface articulaire inférieure ne sera plus en contact qu'avec l'une d'elles, la luxation devra être considérée comme parfaitement complète.

Les observations de luxation complète en dehors sont maintenant au nombre de neuf : deux qui m'appartiennent, et que je vais rapporter dans tous leurs détails; sept qui sont éparses dans les livres et les recueils, et que j'analyserai succinctement.

Elles sont par ordre de date :

1° Une observation de Dupuytren, citée par Delpech, dans son *Traité des maladies réputées chirurgicales,* t. 2, p. 81 ; 1816.

2° Une observation de M. Nélaton, déjà publiée par M. Huguier, dans sa thèse sur le *diagnostic des affections du coude,* 1842, et reproduite par M. Nélaton, dans son ouvrage de pathologie externe, 1847-1848, t. 2, p. 391.

3° Une observation de M. Robert, publiée dans la *Gazette des hôpitaux,* 1849.

4° Une observation de M. Perrin, de Pont-Vallain, recueillie en 1845, publiée en 1849 (*Gazette des hôpitaux*).

5° Une observation de M. Soulé, publiée dans la *Gazette médicale* en 1849.

17

· 6° Une observation de MM. Verneuil et Triquet, recueillie en 1847, publiée en 1851 (*Gazette des hôpitaux*).

7° Enfin une observation de MM. Piogey et Dubreuil, publiée dans la *Gazette des hôpitaux*, 1851, p. 30.

Voici les deux observations qui m'appartiennent; la première a déjà été publiée dans les *Bulletins de la Société anatomique*, 1851, p. 297 :

OBSERVATION XX.— Le 3 janvier 1850, étant de garde à l'Hôtel-Dieu avec mon collègue et ami M. Pierre, nous reçûmes le nommé Joseph Pignel, âgé de trente-cinq ans, demeurant rue du Grenier-Saint-Lazare, n° 6. En descendant d'un voiture, cet homme a manqué le marchepied, et est tombé, le bras dans l'abduction et fléchi, sur les degrés d'un escalier; le choc a porté sur le côté interne de l'articulation du coude. Trois heures après l'accident, le malade a été soumis à notre examen. Il n'y a pas de gonflement; le malade est maigre, en sorte que l'on voit, pour ainsi dire, les moindres reliefs des saillies osseuses à travers la peau. Le bras est dans la demi-flexion invariable, en *pronation* forcée, et ne pouvant être ramené dans la supination; l'avant-bras entier a subi une sorte de torsion qui fait que sa face antérieure est devenue à peu près interne et sa face postérieure externe; le bras se termine brusquement en arrière par une ligne transversale sur laquelle on sent immédiatement au-dessous de la peau, de dedans en dehors : 1° l'épitrochlée; 2° au-dessous et un peu en dehors, la trochlée, qui tend fortement la peau et est surmontée d'un creux, la cavité olécrânienne; 3° l'espace qui la sépare du condyle; 4° le condyle lui-même; 5° en dehors du condyle, on trouve l'olécrâne qui proémine un peu en arrière et en bas, et semble déjeté tout à fait en dehors de la surface articulaire, et embrasser, pour ainsi dire, par la cavité sygmoïde, le dessous de l'épicondyle. En dehors de l'olécrâne, qui semble un peu renversé, en sorte que sa face postérieure regarde un peu en dehors et en bas, on trouve un enfoncement dans lequel le doigt peut plonger, formé par le bord externe de la cavité sygmoïde; on sent, en avant, l'apophyse choronoïde, et en arrière, le bec olécrânien; dans le fond, l'épicondyle, sur lequel on arrive difficilement et à près d'un centimètre de profondeur; au-dessus et en avant de cet enfoncement, existe une saillie osseuse assez marquée, c'est la petite tête du radius. Il y a trois saillies musculaires très-marquées : 1° en arrière, le tendon du triceps, porté en dehors, vers l'olécrâne; 2° en avant, le tendon du biceps, se dirigeant aussi en dehors; 3° le faisceau des muscles épicondyliens, sortant comme une gerbe de l'enfoncement circonscrit par la cavité sigmoïde, et qui va se perdre sur la face postérieure de l'avant-bras. J'ajoute à ces données quelques mesures prises comparativement sur les deux membres :

	Côté sain.	Côté malade.
Diamètre transversal de l'épitrochlée à l'épicondyle.	69 mill.	»
De l'épitrochlée à la tubérosité la plus externe qui est consti-tuée par l'olécrâne du côté malade.	»	78 mill.
De l'olécrâne à l'acromion dans la flexion.	334	318

A quelle luxation avions-nous affaire? Évidemment à une luxation complète en dehors, puisqu'on sentait toute la surface articulaire humérale en dedans de l'olécrâne, et que l'apophyse coronoïde était en avant et l'olécrâne en arrière de l'humérus; toutefois, à la différence de l'observation de M. Nélaton, la cavité sigmoïde, au lieu de remonter le long du bord externe de l'humérus, em-brassait l'épicondyle, contre lequel elle était maintenue par les muscles épicon-dyliens.

Le malade souffrait beaucoup le long du nerf cubital; la douleur devenant in-tolérable et le gonflement n'ayant pas encore reparu, nous nous décidâmes à réduire sur-le-champ; l'extension et la contre-extension directes furent faites; toutefois, d'après la forme de la luxation, nous avons pensé, M. Pierre et moi, que la première chose à faire était de ramener le bras dans la supination, afin que les deux surfaces, mises de niveau par l'extension, ne se fissent pas opposi-tion. Au premier effort de traction, les os déplacés rentrèrent violemment et avec bruit dans leur place. La coaptation avait été accomplie par les muscles tiraillés et contractés, ainsi qu'A. Cooper l'a remarqué en plusieurs circonstances.

Ma seconde observation est un exemple remarquable de l'étendue que peuvent affecter, dans quelques circonstances, de semblables déplacements.

OBSERVATION XXI. — La luxation date de six ans elle n'a pas été réduite, ce qui donne aujourd'hui la facilité de l'étudier dans tous ses détails. Cette ob-servation m'a été communiquée par M. le Dr J. Bouteiller, de Rouen, qui a bien voulu recueillir les antécédents, examiner lui-même le sujet, pour constater l'état actuel et m'envoyer la copie de deux plâtres déposés au musée de Rouen, qui montrent l'articulation dans les deux positions, qu'elle peut encore prendre aujourd'hui, la demi-flexion et l'extension.

Bréauté (Pierre-Dorothée), âgé aujourd'hui de cinquante ans, jardinier au Mont-Saint-Aignan, près de Rouen, était occupé, le 21 juillet 1848, à tailler une

haie plantée sur un talus de terre ; il avait un pied sur le talus, et l'autre sur le
montant d'une brouette ; celle-ci chavira, et Bréauté roula sur le côté droit. Il
ne peut donner de détails plus précis sur la manière dont se fit la chute ; il se
rappelle seulement que lorsqu'on le releva il tenait encore à la main les lourds
ciseaux dont il se servait.

Son coude était considérablement enflé et ne pouvait plus exécuter aucun
mouvement ; les mouvements communiqués étaient très-étendus, mais très-douloureux. M. le Dr Guéroult, médecin du pays, fut appelé ; il tenta, sans succès,
quelques tractions sur le membre malade, et conduisit le blessé à l'hôtel-Dieu
de Rouen, dans le service de M. Achille Flaubert. Il est bon de noter que,
vingt-cinq ans auparavant, le même individu avait fait une première chute et
éprouvé une première luxation du même coude. Il ne peut dire de quelle espèce
elle était ; elle fut réduite par M. Flaubert père.

Le malade fut soumis immédiatement à des tentatives de réduction qui furent
inutilement répétées pendant quarante-cinq minutes. Les tractions furent faites
sur le membre étendu et sur le membre fléchi ; l'anesthésie par le chloroforme
fut portée très-loin, et continuée presque tout ce temps (quarante-cinq minutes) ;
tout fut inutile. Les moufles et les poulies ne furent pas toutefois employées.

Au bout de deux heures il y avait un gonflement énorme ; la peau était tendue,
les douleurs atroces. Le malade fut soumis, pendant les deux premiers jours, à
des irrigations d'eau froide ; puis, du troisième au quinzième, à des applications
émollientes. Il n'y eut pas de fièvre, mais les douleurs persistèrent quelque
temps, très-vives et déterminant une véritable sensation de brûlure dans le
bras et l'avant-bras ; la peau était rouge, tendue, surtout au point où l'extrémité
inférieure de l'humérus faisait saillie : on craignit un moment la gangrène de
la peau et l'issue de l'os à l'extérieur.

Vers le quinzième jour, ces symptômes commencèrent à s'amender ; le gonflement et les douleurs diminuèrent, et disparurent. Au bout de quatre mois, le
malade sortit guéri, et se servant assez bien de son bras.

Six ans se sont écoulés depuis l'accident. Voici dans quel état on trouve aujourd'hui le membre thoracique et l'articulation du coude :

Quand on laisse tomber dans le relâchement le membre thoracique, l'avant-
bras présente la face dorsale en avant, et un peu en dehors, ce qui détermine
un état de pronation constant ; la face antérieure du bras regarde un peu en
dedans.

Le malade veut-il fléchir son avant-bras, celui-ci se relève, mais seulement de
manière à former un angle de 130°. Lorsque la main prend un point d'appui sur
le tronc, la flexion peut arriver jusqu'à former un angle de 100° environ, qui

est la limite que l'on obtient également par la flexion communiquée. Il résulte de cela, que le malade ne peut porter la main à sa bouche, mais que, le mouvement de l'épaule aidant, il peut la placer au-dessus de sa tête. Dans le mouvement de flexion, la pronation forcée est encore la position naturelle de l'avant-bras. L'avant-bras est alors situé de champ, de telle sorte que sa face antérieure regarde en dedans, sa face postérieure en dehors; que le bord externe, formé par le radius, est devenu supérieur, et le bord interne ou cubital devenu inférieur.

Lorsque l'humérus est maintenu, le malade ne peut exécuter qu'un faible mouvement de supination; mais, lorsque l'humérus est abandonné à lui-même, il s'accomplit un mouvement de rotation qui rend la supination complète.

Il nous reste maintenant à bien déterminer dans quel rapport se trouvent les parties constituantes de l'articulation, et pour cela nous examinerons celle-ci dans ses deux états de flexion et d'extension.

Le coude fléchi, examiné par sa face antérieure, montre un très-grand raccourcissement de la partie que l'on voit, du bras et de l'avant-bras. Au point de rencontre, les parties molles semblent refoulées, et soulèvent la peau sous forme d'un pli qui descend en dedans vers l'extrémité inférieure de l'humérus, et en dehors vers l'olécrâne.

En dedans on voit le bras et l'avant-bras qui se rencontrent à peu près à angle droit, mais en se dépassant mutuellement; c'est-à-dire que l'extrémité inférieure de l'humérus dépasse en bas l'avant-bras de 5 centimètres environ, et que l'olécrâne, situé en dehors de celui-ci, dépasse en arrière l'extrémité inférieure de l'humérus de 2 centimètres. Cette extrémité inférieure de l'humérus, qui fait une saillie si forte en dedans, est tournée un peu obliquement, de sorte que sa face antérieure devient un peu interne; elle soulève et tend fortement la peau. A travers celle-ci, on peut aisément reconnaître tous les détails anatomiques de l'os; l'épitrochlée, la trochlée, le condyle et l'épicondyle. Trois replis cutanés vont l'un du bord externe de la trochlée, vers le pli du coude et le bord supérieur de l'avant-bras qui, comme je l'ai dit, est à peu près situé de champ, de sorte que le radius forme son bord supérieur, et le cubitus, son bord inférieur; l'autre, du bord externe du condyle, vers le bord inférieur de l'avant-bras; un troisième, très-tendu également, et qui va de l'épitrochlée à l'olécrâne. Le biceps et le brachial font une forte saillie en dedans.

Quand on regarde l'articulation par son côté externe, on voit quelque chose d'analogue; seulement ici c'est l'olécrâne et le cubitus que l'on voit sur le premier plan; il dépasse en arrière l'humérus, qui lui-même le déborde en bas. Il est facile, sur cette face de l'articulation, de reconnaître les détails anatomiques de l'olécrâne qui regarde en dehors par sa face postérieure, de la tête du radius qui est située un peu au-dessus.

Le cubitus ne paraît pas embrasser complétement le bord externe de l'humérus, mais reposer, par l'extrémité de son apophyse coronoïde, contre la partie la plus élevée de la face antérieure de ce bord, contre laquelle la retient aussi la partie supérieure du radius, qui, comme je l'ai dit, est situé au-dessus, et peut-être même un peu en dedans du cubitus. Cette détermination précise de la position du cubitus et du radius avec l'humérus est difficile à établir; mais il faut considérer que l'olécrâne ne fait, en arrière de l'humérus, qu'une saillie de 2 centimètres, et que la flexion rencontre un obstacle insurmontable au delà d'un angle de 100°. Or, si l'apophyse coronoïde avait dépassé en arrière le bord de l'humérus, cette saillie serait de 3 à 4 centimètres, et d'autre part la flexion et l'extension n'auraient plus de limites. Une forte saillie musculaire se trouve au-dessus de la tête du radius, et par conséquent en dehors du biceps; ce sont probablement les muscles grands supinateurs radiaux et épicondyliens.

En arrière, on aperçoit en dedans la face postérieure de l'humérus, qui inférieurement la dégage, et n'est plus recouverte que par la peau, comme nous le savons, et en dehors, l'olécrâne, qui fait une forte saillie, et de laquelle part une corde musculaire très-forte qui est constituée par le triceps, et qui va se perdre sur la face postérieure du bras (voy. fig. 2).

Lorsque le bras est étendu, le bras et l'avant-bras présentent le véritable coup de hache. En dedans, l'extrémité inférieure de l'humérus soulève la peau, et forme une saillie très-apparente, en dessous de laquelle se trouve un vide. En dehors, l'olécrâne et le radius forment une saillie très-considérable aussi, au-dessus de laquelle on trouve une dépression. Les os de l'avant-bras se placent à peu près parallèlement en dehors de l'humérus (voy. fig. 3).

Voici quelques mesures qui donneront une idée des déplacements accomplis dans une semblable luxation :

De l'acromion à l'extrémité de l'index, on trouve à droite un raccourcissement de. . . . . 6 centimètres.
De l'olécrâne au sommet de la trochlée. . . . . 11 c. ⅛
De l'olécrâne à l'épitrochlée. . . . . 10 c. ½
De l'olécrâne à l'épicondyle. . . . . 10 c. ⅛

Malgré de semblables désordres, le bras a conservé une certaine force; il permet au malade de continuer à exercer la profession de jardinier; il peut encore bêcher, tailler les arbres, etc.

Voici maintenant l'analyse des sept autres observations.

1° *Observation de Dupuytren.*

OBSERVATION XXII. — La description que nous donnons ici , dit Delpech , est tirée principalement d'une observation inédite qui appartient au professeur Dupuytren , et qu'il a bien voulu nous communiquer.

Voici la description, qui est très-remarquable : « L'avant-bras , transporté eu dehors, éprouve *un mouvement de rotation* en dedans ou dans le sens de la pronation , à la faveur duquel *la grande échancrure sigmoïde du cubitus embrasse le côté externe de l'humérus , au-dessus de la tubérosité correspondante du même os.....* A la faveur de la forte pronation de l'avant-bras , *l'extrémité supérieure du radius est cachée profondément devant le bas de l'humérus ; l'avant-bras fléchi* ne peut être détourné de cette attitude ni de la pronation dans laquelle elle est fixée. »

2° *Observation de M. Nélaton.*

OBSERVATION XXIII. — *Mécanisme.* Chute de 30 pieds de haut sur un terrain inégal. — *Attitude.* L'avant-bras a éprouvé un mouvement de torsion de dedans en dehors. Le biceps tend à entraîner le radius en haut, et par conséquent faire éprouver à l'avant-bras un mouvement de torsion. — *Position respective des os.* On reconnaît, à la partie postérieure du coude, une tumeur volumineuse qui descend à près de 3 centimètres au-dessous et en arrière des deux os de l'avant-bras : c'est l'extrémité inférieure de l'humérus. Le cubitus est venu se *placer en dehors et au-dessus* de l'épicondyle , et il a éprouvé un *mouvement de rotation* en dedans. La cavité sigmoïde embrasse le bord externe de l'humérus ; le radius, conservant ses rapports avec le cubitus, est placé directement au-dessus de lui, et sa cupule s'articule avec la face antérieure de l'humérus. — *Réduction.* Pas de réduction. La luxation date de vingt ans ; perte des fonctions.

3° *Observation de M. Robert.*

OBSERVATION XXIV. — *Mécanisme.* Chute sans détails. *Attitude.* Demi-flexion et forte pronation. — *Position respective des os.* L'extrémité supérieure de l'avant-bras , entraînant avec elle une petite portion de l'extrémité inférieure de l'humérus, s'est luxée complétement en dehors, et se trouve actuellement appliquée contre la face externe de l'os du bras, à deux travers de doigt au-dessus de son extrémité inférieure. L'extrémité inférieure de l'humérus, facile à reconnaître, constitue une saillie sous-cutanée à la place qu'occupe le coude à l'état normal. La cavité sigmoïde embrasse le bord externe de l'humérus. — *Réduction.* La luxation date de cinquante à soixante ans. L'avant-bras jouit de mouvements assez étendus de flexion et d'extension. Le malade se sert très-bien de ce membre.

4° *Observation de M. Perrin, de Pont-Vallain.*

OBSERVATION XXV. — *Mécanisme.* Chute du haut d'une échelle sur le coude gauche; une large ecchymose apparaît le lendemain de la réduction, à la partie interne de l'articulation.— *Attitude.* L'avant-bras fléchi sur le bras à angle obtus est situé en pronation. Tout mouvement d'extension et de flexion est impossible; ceux de supination et de pronation incomplets et douloureux. — *Position des os.* L'olécrâne est tout à fait situé en dehors et au côté externe de l'extrémité inférieure de l'humérus; la cavité olécrânienne est vide; en dedans, l'épitrochlée soulève douloureusement la peau. — *Réduction.* Simple et immédiate.

5° *Observation de M. Soulé.*

OBSERVATION XXVI. — *Mécanisme.* Chute sur le coude gauche. — *Attitude.* Demi-flexion. L'avant-bras est dans une pronation exagérée, de sorte que, la région bicipitale du bras étant dirigée vers l'observateur, l'avant-bras et la main se présentent par leur face dorsale.— *Position des surfaces articulaires.* Le coude a perdu sa forme pointue, et est constitué, à défaut de l'olécrâne, par une saillie mousse qui est l'extrémité inférieure de l'humérus. On constate par la palpation, en allant de dedans en dehors : 1° l'épitrochlée; 2° la fossette olécrânienne; 3° la trochlée, qui limite en bas la tumeur; 4° l'épicondyle; au-dessous et au dedans de l'extrémité de l'humérus, un vide dû au défaut des os de l'avant-bras. A la partie externe, on remarque de dehors en dedans, et d'arrière en avant : 1° l'olécrâne; 2° le cubitus, lequel embrasse, par sa cavité sigmoïde, le bord externe de l'extrémité inférieure de l'humérus; 3° le radius tout à fait placé à la partie antérieure, et offrant sa cupule au-dessous des téguments. — *Réduction.* Première tentative infructueuse; deuxième tentative, en portant préalablement le membre dans la supination. Réduction prompte et facile.

6° *Observation de MM. Verneuil et Triquet.*

OBSERVATION XXVII. — *Mécanisme.* Chute sur le poignet.—*Attitude.* L'avant-bras est au quart fléchi ; il a éprouvé en totalité, sur son axe longitudinal, un mouvement de rotation en dedans, par lequel la face palmaire de la main regarde en dehors et en arrière. Pronation et supination conservées. — *Position des surfaces articulaires.* En dedans, saillie peu considérable, *mais très-appréciable,* de l'épitrochlée (enfant de quatorze ans). A la partie antérieure externe on sent une tumeur dure qui se meut dans les mouvements de pronation, et qui est la cupule du radius ; en arrière, se trouve l'olécrâne, son sommet au-dessus du niveau de l'épitrochlée ; et la distance qui sépare ces deux apophyses est considérablement augmentée ; le bec olécrâne repose en dehors, au-dessus de l'épicondyle. — *Réduction* facile.

Cette observation est, il est vrai, donnée par les auteurs sous le titre de *luxation incomplète en dehors,* et, dans le texte, il est dit : « La cavité sigmoïde du cubitus embrasse encore la partie externe du petit condyle huméral ; il y a donc luxation incomplète en dehors. » Mais je rappelle trois faits : 1° que le sommet de l'olécrâne est au-dessus du niveau de l'épitrochlée ; 2° qu'il repose en dehors et au dessus de l'épicondyle ; 3° que l'avant-bras est au quart fléchi, faits qui sont en opposition complète avec l'assertion des auteurs. En admettant que la cavité sigmoïde embrasse le condyle, en supposant l'extension la plus complète, le sommet de l'olécrâne ne pourrait s'élever au-dessus du niveau de l'épitrochlée et de l'épicondyle, à plus forte raison quand le membre est au quart fléchi. Pour concilier ces trois faits, il faut absolument que la cavité sigmoïde, ayant complétement abandonné le condyle, embrasse l'épicondyle. Mais, dans ce cas, c'est bien une luxation complète.

7° Observation de MM. Dubreuil et Piogey.

OBSERVATION XXVIII. — *Mécanisme.* Un homme reçoit un coup de poing sur la tête, et tombe sans connaissance en arrière et de côté, de droite à gauche, sur l'angle d'un trottoir. Des érosions à la peau semblent indiquer que le choc a porté sur le côté interne de l'articulation qui a rencontré l'angle du trottoir. — *Attitude.* L'avant-bras est coudé à angle droit et placé dans une pronation

18

exagérée ; la face postérieure de l'avant-bras est devenue antérieure et externe ; l'antérieure, interne, et le bord interne, postérieur. — *Position des surfaces articulaires.* En arrière, au lieu de la saillie formée par l'olécrâne, on trouve une dépression, la cavité olécrânienne. Sur la face antérieure on trouve, de dedans en dehors, la saillie de l'épitrochlée, sur laquelle la peau est tendue, excoriée ; le bord interne de la trochlée, sa gorge, son bord externe, qui ne fait pas saillie sous la peau, enfin une tubérosité volumineuse, convexe en dehors et en avant (olécrâne), embrassant dans sa concavité sigmoïde l'épicondyle de l'humérus, qui ne peut être perçu. La grande cavité sigmoïde, au lieu de regarder en avant, regarde en dedans et en arrière ; sa face postérieure est dirigée en dehors et en avant. Le bord interne est devenu postérieur, et l'externe antérieur. A la partie antérieure de l'articulation, en avant et en dedans de l'olécrâne, se trouve la tête du radius, qui s'est placée en dedans et au-dessus du condyle dans la fossette coronoïdienne. La cupule regarde en haut et en dehors, et en déprimant les téguments, le doigt pénètre dans sa cavité.

Mesures confirmatives :

	Sain.	Malade.
De l'acromion à l'olécrâne.	38	32
— au bord externe de la capsule du radius. . . .	34 ¼	30 ¼
— à la partie la plus déclive du coude en arrière.	39	36
Circonférence au pli du bras. . . , ...	297	335

Réduction simple.

Si nous rapprochons les unes des autres ces neuf observations, nous voyons qu'elles nous offrent une foule de points communs qui permettent d'établir un certain nombre de faits généraux. Ainsi, dans toutes, il est évident que les os de l'avant-bras sont portés en dehors, que la cavité sigmoïde du cubitus embrasse le bord externe de l'humérus, que la tête du radius est portée en avant et appliquée contre la face antérieure de l'humérus ; qu'il existe en dedans une saillie très-prononcée, formée par la partie externe de l'extrémité cubitale de l'humérus, et que le bras reste en demi-flexion et en pronation forcée. Mais un point sur lequel les auteurs ne sont pas d'accord est celui-ci : Quelle est la position précise de la cavité sigmoïde du cubitus, par rapport au bord externe de l'humérus ?

M. Perrin et M. Soulé se contentent de dire que la cavité sigmoïde du cubitus embrasse l'extrémité inférieure de ce bord.

Dans les six autres observations, nous trouvons des indications bien plus précises ; ainsi Delpech, M. Nélaton et M. Robert, nous apprennent que dans les cas qu'ils ont rapportés, la cavité sigmoïde qui embrasse le bord externe de l'humérus *est située au-dessus de l'épicondyle.*

MM. Dubreuil et Piogey notent, au contraire, expressément que « la cavité sigmoïde n'est pas placée au-dessus de l'épicondyle, mais l'embrasse complétement. » Nous avons démontré que dans l'observation de MM. Triquet et Verneuil, la cavité sygmoïde occupait également cette position.

Enfin, dans les deux observations que nous avons rapportées, et que l'on peut regarder comme deux types remarquables, on peut retrouver ces deux formes de déplacement parfaitement caractérisées.

De ces faits, il résulte pour nous une conséquence qui nous paraît incontestable, c'est que les luxations complètes en dehors peuvent se présenter sous deux formes différentes, suivant que la cavité sigmoïde qui embrasse le bord de l'humérus se trouve située au-dessus ou au-dessous de l'épicondyle. Ces deux formes constituent deux variétés que l'on peut désigner sous les noms de *sus* et *sous-épicondylienne.*

Elles trouvent leur raison d'être dans cette disposition anatomique des muscles autour de l'articulation, sur laquelle j'ai déjà insisté. La cavité sigmoïde, chassée en dehors, vient, par sa concavité, embrasser une anse osséo-musculaire, formée par l'épicondyle et les muscles qui s'y insèrent. Elle trouve là une résistance devant laquelle elle peut s'arrêter (variété sous-épicondylienne). Si la force est extrême, elle surmonte cet obstacle, soit en chassant les muscles devant elle, soit en les déchirant, soit en arrachant une portion osseuse. Ce dernier cas s'est présenté dans l'observation de M. Robert, où il est dit : « L'extrémité supérieure de l'avant-bras, entraînant avec elle une petite portion de l'extrémité inférieure de l'humérus, s'est luxée complétement en dehors. »

Remarquons, dès à présent, l'extrême analogie que présente cette variété sous-épicondylienne avec les subluxations dans le sens antéro-postérieur. Dans les deux cas, les surfaces articulaires sont complétement séparées, mais restent dans des rapports de voisinage immédiat par la rencontre de l'une d'elles avec une des apophyses osseuses qui bordent l'autre, et par l'action de muscles puissants qui les maintiennent dans cette position; en sorte qu'à la rigueur, on pourait décrire trois espèces de luxations en dehors : la luxation complète, la subluxation, et la luxation incomplète.

Nous allons présenter maintenant l'histoire générale des luxations complètes en dehors, en prenant pour guides les faits consignés dans ces neuf observations, et en insistant sur les différences que peuvent présenter les variétés que nous venons de signaler.

En ce qui concerne le *mécanisme*, nous avons peu de choses à ajouter à ce que nous avons dit sur les luxations latérales en général. Écartement et glissement, et surtout flexion latérale et glissement, voilà les deux théories que l'on peut invoquer.

Dans sept des huit cas que je rapporte, la chute a eu lieu sur le coude avec une grande violence, ou contre une surface inégale. De plus, dans l'observation de M. Perrin et dans celle de MM. Piogey et Dubreuil, comme l'attestent les traces de contusion; dans la première de celles que j'ai présentées, comme je l'ai constaté, le choc a porté sur la partie interne de l'articulation; il est très-probable que, suivant le mécanisme indiqué par M. Malgaigne, le premier effet du choc direct a été de rapprocher les os en dedans, de les écarter en dehors, et, le second, de chasser les os de l'avant-bras vers la région **externe.**

L'état de demi-flexion qui existait au moment de l'accident, dans mon observation, favorise singulièrement ce mécanisme.

Relativement à l'*anatomie pathologique*, j'ai déjà insisté sur la position respective des surfaces articulaires, sur le rôle des muscles

épicondyliens ; je dois ajouter que les deux ligaments latéraux doivent
être rompus et déchirés.

Symptômes. — Les symptômes sont très-caractéristiques, mais
diffèrent un peu dans l'une et l'autre variété; nous allons, pour
être plus complet, les passer successivement en revue dans chacune
d'elles.

1° *Variété sus-épicondylienne.* En dedans, saillie formée par l'humérus, dépression au-dessous ; en dehors, saillie formée par le cubitus et le radius, le long du bord externe de l'humérus ; dépression au-dessus. En arrière, l'olécrâne manque dans sa cavité, que
l'on sent très-bien ; on voit au-dessous toute l'extrémité inférieure de
l'humérus, qui fait saillie sous la peau, et sur laquelle on peut constater, de dehors en dedans, l'épitrochlée, la trochlée, le condyle,
l'épicondyle ; au-dessus de l'épicondyle, à une hauteur variable, on
rencontre le sommet de l'olécrâne. En avant, la trochlée fait saillie
à la partie interne, et, à la partie externe, on reconnaît la tête du
radius, portée en avant de l'humérus ; le triceps et le biceps forment
deux cordes saillantes de dehors en dedans.
Il y a raccourcissement du membre, éloignement de l'épitrochlée
et de l'olécrâne, rapprochement de l'épitrochlée et de l'apophyse
styloïde.
L'attitude est très-remarquable : la demi-flexion avec une forte pronation, ou plutôt une demi-torsion en dedans. Il suffit de rappeler
la disposition des muscles pour comprendre cette attitude. Au moment où le cubitus et le radius sont rejetés en dehors, le brachial,
le biceps et le rond pronateur, sont fortement tiraillés, beaucoup plus
que le triceps ; le premier amène la flexion, le deuxième la flexion
et la pronation, le troisième la pronation. Mais, quand l'action des
pronateurs a obtenu tout ce qu'elle pouvait du radius, à cause de
l'union intime de cet os avec le cubitus, qui n'est plus fixé en haut,
cette action est reportée sur l'avant-bras entier, qui, sous l'influence

de cette force, se place de champ latéralement, de sorte que sa face postérieure regarde en dehors, et sa face antérieure en dedans ; que la cavité sigmoïde embrasse complétement le bord externe de l'humérus, et que la cupule du radius vient s'appliquer contre sa face antérieure.

Il faut noter toutefois que lorsque le chevauchement est extrême, comme dans ma 2e observation, quelques-uns des signes qu'offre l'attitude peuvent manquer, la flexion surtout, parce que, le chevauchement étant très-considérable, les muscles fléchisseurs ne sont plus tiraillés. Sur ce point, le malade qui fait le sujet de cette observation n'a pu se rappeler qu'un fait, c'est que les mouvements communiqués, quoique très-douloureux, étaient très-étendus et pouvaient se faire dans tous les sens.

Les mouvements d'extension et de flexion sont gênés, mais praticables dans une certaine limite, comme l'attestent les observations de M. Robert et de M. Soulé. On conçoit très-bien, lorsque la réduction n'a pas lieu, la persistance de ces mouvements par la position nouvelle des os, et peut-être même que l'ankylose absolue signalée dans l'observation de M. Nélaton, et qui est en contradiction avec ce qui s'est passé dans le cas de M. Robert et dans ma 2e observation, n'a été que consécutive ou due à la présence de complications, que la gravité de la chute suffit bien à expliquer.

2° *Variété sous-épicondylienne.* La déformation est moins prononcée en dehors ; l'olécrâne est à peu près sur la même ligne que la surface articulaire humérale, peut-être même la dépasse-t-elle un peu en bas, au lieu d'être remontée de 2 ou 3 centim. au-dessus. Le diamètre transversal est plus considérable au niveau de la ligne des tubérosités. On sent encore sous la peau l'épitrochlée, la trochlée, le condyle ; mais on ne sent plus l'épicondyle, qui est caché par l'olécrâne, et embrassé par la cavité sigmoïde, au fond de laquelle on peut même le constater. Le bras, mesuré de l'acromion à l'olécrâne, est à peine raccourci, et enfin il y a une saillie musculaire très-prononcée des muscles qui partent de l'épicondyle et qui n'existe pas dans la variété sous-épicondylienne. L'attitude est la même dans les deux cas ; peut-être même est-elle plus prononcée dans la deuxième variété, parce que les muscles biceps et pronateur sont plus tiraillés ; les mouvements communiqués sont moins étendus que dans la variété sous-épicondylienne, à cause du moindre délabrement des parties.

Le diagnostic de la luxation en dehors n'est généralement pas difficile ; l'état des surfaces osseuses placées immédiatement sous la peau doit suffire à l'observateur. Alors même que le gonflement s'est montré, il est encore possible, en appuyant fortement, de sentir la position des os ; d'ailleurs il ne faut pas oublier l'attitude caractéristique du membre, que nous avons signalée.

Le pronostic n'est pas grave en général ; la réduction s'obtient assez facilement. Les complications qui peuvent se présenter sont principalement des fractures concomitantes, des déchirures musculaires, et l'ulcération de la peau, surtout au niveau de l'épitrochlée, qui la tend fortement. Nous rapporterons, dans un instant, quelques cas de luxation en dehors avec complication de fractures très-remarquables.

La plupart des procédés de réduction sont applicables ici ; mais le plus simple est celui de l'extension, de la contre-extension et de la coaptation. Toutefois il est quelques particularités dont la connaissance facilite singulièrement la réduction, et que nous devons noter.

N'oublions pas que l'avant-bras est tordu sur son axe, placé de champ, et que l'extension faite sur le membre dans cette position laisserait un obstacle à la coaptation, difficile à surmonter. Il faut préalablement ramener l'avant-bras dans la supination : c'est un premier temps du procédé ; l'extension en sera le deuxième temps ; elle peut être faite de deux manières, ou sur l'avant-bras fortement tendu, ou sur l'avant-bras fléchi. Le premier cas ne convient qu'à la luxation sous-épicondylienne, parce qu'alors l'olécrâne arcboute contre la partie postérieure de l'épicondyle, ce qui, combiné avec l'extension, peut remettre les surfaces parfaitement de niveau. Le second s'applique principalement aux luxations sus-épicondyliennes. Cette distinction avait été déjà parfaitement sentie par Hippocrate, qui disait, en parlant des luxations complètes latérales : « L'extension faite, le membre étant en droite ligne, ne convient plus, car, dans ce mode d'extension, l'éminence du cubitus ne peut être franchie par l'humérus. »

Ainsi, mouvement forcé de supination et extension en droite ligne suffisants dans les luxations sous-épicondyliennes, mouvement forcé de supination et extension sur l'avant-bras fléchi applicable dans tous les cas, tel est le traitement le plus convenable des luxations et subluxations en dehors.

Ajoutons que la coaptation doit être faite par la main du chirurgien, en poussant les os de l'avant-bras de dehors en dedans ; mais qu'il est des cas, comme celui de ma 1.re observation, dans lesquels l'action des muscles tiraillés par l'extension suffit pour produire cette coaptation.

§ III. — LUXATION INCOMPLÈTE EN DEHORS.

Nous donnons ce nom aux luxations dans lesquelles les surfaces articulaires ne se sont pas quittées, à celles qui, comme le disait Galien, sont caractérisées par ce fait, que « le condyle de l'humérus entre dans la grande cavité sigmoïde du cubitus, qui, jusque-là, n'avait reçu que la demi-circonférence de l'extrémité inférieure de l'humérus, appelée *trochlée*. »

OBSERVATION XXIX. — En 1837, M. le Dr Poumet a trouvé, dans les pavillons de Clamart, une pièce d'anatomie pathologique bien remarquable ; elle a été déposée au musée Dupuytren, sous le n° 735 (voy. fig. 4).

Telle qu'elle est aujourd'hui, cette pièce présente les particularités suivantes : Le coude est fléchi à angle droit ; en dedans, la trochlée est libre ; en dehors, la cavité sigmoïde embrasse le condyle ; en avant, le radius est venu se placer au-dessus du cubitus, et répond par sa cupule à la partie la plus externe et la plus supérieure du condyle, et surtout à la face antérieure de l'épicondyle contre laquelle elle est appliquée, et qu'elle ne déborde pas en dehors. Les os ont du reste subi quelques modifications dans leurs formes qui tiennent à l'ancienneté de la lésion, et qui se rapportent aux lois générales que nous avons posées (p. 62). La trochlée et l'épitrochlée sont atrophiées, surtout quand on les compare au condyle, à l'épicondyle, à l'extrémité supérieure du cubitus, qui semblent au contraire avoir pris un développement exagéré. Autour de l'articulation on trouve plusieurs corpuscules osseux de nouvelle formation.

Tout le monde sera frappé du rapprochement que l'on peut établir entre cette pièce et la description suivante, consignée, par Pinel, dans son mémoire sur les luxations du radius et du cubitus, publié en 1787 (1).

OBSERVATION XXX. — Je vais donner la description d'une pièce anatomique que je conserve et qui a été trouvée après la mort sur un individu qui avait longtemps avant éprouvé une luxation dont on n'avait point opéré la réduction. Cette luxation a eu lieu du côté externe, sans doute par une forte impulsion en dehors appliquée contre la partie supérieure du cubitus, pendant que l'extrémité inférieure de l'humérus était retenue par un obstacle ou un point fixe.

Dans cette pièce anatomique, la grande cavité sigmoïde de l'olécrâne est entièrement déplacée. Elle a abandonné la poulie de l'humérus, et en la portant en dehors, elle reçoit la petite tête de l'humérus, qui, par des frottements successifs et de légers efforts d'extension et de flexion durant la vie de l'individu, a fait disparaître la saillie moyenne qui divise la grande cavité sigmoïde en deux demi-faces. La poulie de l'humérus ne correspond, par conséquent, à aucune partie du cubitus; mais ce qu'il y a de singulier, c'est qu'au rebord de la grande cavité sigmoïde, il s'est formé une espèce d'os sésamoïde qui tient seulement à ce rebord par des ligaments, et qui a une face convexe externe, en forme de secteur de sphère, pendant que deux autres demi-faces internes servent à loger la poulie de l'humérus. Ce même os sésamoïde tient aussi par de forts ligaments à la partie postérieure de la poulie de l'humérus. Le bec de l'apophyse coronoïde était reçu, durant la flexion, dans la fossette antérieure externe de l'humérus, qui était destinée, dans l'état naturel, à recevoir le rebord de la tête du radius. Le

---

(1) *Journ. de phys. de Rozier*, t. 35, p. 457.

radius lui-même, par la manière dont le cubitus est contourné, se trouve placé dans toute sa longueur au-dessus de ce dernier os, et la tête ne s'articule avec aucune partie de l'humérus. Cette tête n'a point cependant abandonné la petite cavité sigmoïde du cubitus, mais le ligament radio-brachial a été fortement distendu par l'impulsion en haut et en dehors que le radius a reçue en commun avec le cubitus; il est même arrivé qu'à l'origine de ce ligament, au-dessous du condyle externe de l'humérus, il s'est formé trois noyaux osseux, à peu près de la grosseur d'un haricot.

Voici une observation publiée par M. Vignolo (1), et qui me paraît se rapporter à un déplacement du même genre.

OBSERVATION XXX. — M. Duplessy, âgé de soixante ans, fait une chute de sa hauteur sur le coude droit, qui se trouvait en ce moment écarté du corps. A l'instant même il y ressent une douleur très-vive, et les mouvements deviennent impossibles. L'examen auquel on se livre de suite fait reconnaître l'état suivant: Douleur, sensibilité excessive et gonflement du coude, qui est légèrement fléchi. Le malade ne peut exécuter de mouvements de pronation, de supination, de flexion ni d'extension; les diamètres transverses et antéro-postérieurs de l'avant-bras sont considérablement augmentés, le *transverse surtout* a un tiers de plus que celui du côté opposé. Cette augmentation est constituée en partie par une saillie que forme au côté externe du coude le *faisceau des muscles* qui s'insèrent à l'épicondyle, et en partie par une autre saillie placée au-dessous de celle-ci, et que constitue la tête du radius qui a abandonné la petite tête de l'humérus, pour se porter en dehors, et légèrement en avant. L'extrémité supérieure du radius semble donc située sur un plan un peu plus antérieur que celle du cubitus.

A la partie postérieure et externe du coude, en dedans de la masse des muscles de l'épicondyle, on voit une éminence formée par l'olécrâne qui, sorti de sa cavité, repose *derrière l'épicondyle.* Cette apophyse, qui fait en arrière une saillie d'au moins 12 *lignes,* est située plus près de l'épicondyle que de l'épitrochlée. Le condyle huméral interne est distant d'environ 15 lignes du bord interne de l'olécrâne. Le tendon du triceps forme en dedans de cette dernière apophyse, une corde fortement tendue et appliquée contre l'os. A la partie antérieure de l'articulation, on remarque une saillie arrondie, formée par l'extrémité inférieure de l'humérus, recouverte par le tendon du biceps.....

(1) *Gaz. méd.,* 1841, p. 718.

Cette observation est, il est vrai, publiée, par son auteur, sous ce titre : *Observation d'un cas de luxation postérieure et latérale externe.* Mais, après une étude attentive, je ne puis me refuser à croire qu'il s'agit d'une luxation incomplète en dehors. En effet, d'une part, il est évident que c'est au niveau du condyle que se trouve le cubitus, puisque l'olécrâne *repose derrière l'épicondyle,* et qu'il est situé plus près de l'épicondyle que de l'épitrochlée, à 15 lignes de celle-ci; d'autre part, le bras est *légèrement fléchi.* Dans cette position, si la luxation était postérieure, c'est-à-dire si l'apophyse coronoïde était placée en arrière du condyle, l'olécrâne serait situé au-dessus de l'épicondyle et non derrière l'épicondyle. Il ferait en arrière une saillie de 18 à 20 lignes (40 millim.) et non de 12 lignes (25 millim.). L'apophyse coronoïde est donc restée en avant, et par conséquent c'est le condyle lui-même qu'embrasse la cavité sygmoïde.

A côté de l'observation de M. Vignolo, je placerai l'observation suivante, due à M. Nichet (1).

· OBSERVATION XXXI. — Antoine Roux tomba d'une voiture sur le côté interne du coude gauche; il entra à l'Hôtel-Dieu, quatre mois après l'accident. Les muscles, très-minces, permettent de préciser les rapports des saillies osseuses. L'olécrâne fait derrière le bras une saillie prononcée; l'olécrâne n'est pas plus rapproché de l'acromion que celui du membre sain, en sorte que l'avant-bras *n'est pas raccourci.* En avant de l'articulation, on sent l'extrémité inférieure de l'humérus, dont on distingue les saillies et les enfoncements. L'extrémité supérieure du radius est placée directement sous l'épicondyle et ne déborde pas l'humérus ni en avant ni en arrière; elle roule sur cette éminence comme sur le condyle lui-même : aussi les mouvements de pronation et de supination s'exécutent-ils comme à l'état normal. Le cubitus a abandonné la trochlée et s'est venu placer dans la rainure qui sépare le bord externe de cette poulie du condyle huméral. En dedans de l'extrémité inférieure de l'humérus, on touche à travers la peau la poulie articulaire vide, et, au-dessus d'elle et plus en dedans,

(1) *Ga zette méd.,* 1836, p. 456.

une forte saillie formée par l'épitrochlée. L'avant-bras est fixé dans la demi-flexion..... *Il y a donc luxation complète du radius en dehors, et luxation incomplète du cubitus en arrière et en dehors.*

Le seul point de cette observation qui prête à la discussion est celui qui se rapporte à cette position du cubitus en arrière ; cette opinion me paraît, dans l'esprit de l'auteur, fondée sur ces deux faits, que *l'olécrâne fait en arrière une saillie prononcée,* et qu'en avant *on distingue les saillies et enfoncements de l'extrémité inférieure de l'humérus.* Mais, il faut bien le dire, elle est en opposition complète avec cet autre fait, que *l'olécrâne n'est pas plus élevé que du côté sain,* que par conséquent le membre *n'est pas raccourci,* et enfin que *la tête du radius,* qui accompagne le cubitus dans son déplacement, *ne déborde pas l'humérus en arrière.* Une simple remarque anatomique pourra donner la clef de cette petite difficulté. La partie postérieure du condyle est sur un plan de beaucoup postérieur à celui de la gorge de la poulie, et surtout à celui de la cavité olécrânienne. Quand donc la cavité sigmoïde embrasse le condyle, ou la rainure qui le sépare de la trochlée, l'olécrâne, appuyant sur la face postérieure, doit être reporté en arrière et faire une *saillie très-prononcée,* que nous avons vue, dans l'observation de M. Vignolo, pouvoir être de 25 millim. environ. Mais l'olécrâne ne peut être ainsi reporté en arrière, sans que toute la cavité sigmoïde le soit également ; par suite, l'apophyse coronoïde, sans cesser d'embrasser l'extrémité inférieure de l'humérus dans sa concavité, ne peut plus recouvrir en avant toute la surface articulaire, ce qui permet d'en *distinguer les saillies et enfoncements.*

Cette observation, comme celle de M. Vignolo, et pour des raisons analogues, nous semble donc devoir être considérée comme un cas de simple luxation incomplète en dehors, et non comme un exemple de luxation en arrière et en dehors.

Il serait difficile avec quatre observations, dont deux sont la description de pièces anatomiques et les autres des faits controversables, d'établir une histoire générale de la luxation incomplète en dehors. Toutefois on peut dire, d'une manière générale, qu'elle est caractérisée par l'augmentation du diamètre transverse, par la présence d'une saillie en dedans formée par la trochlée et l'épitrochlée, et d'une autre petite saillie en dehors formée par la tête du radius qui déborde l'épicondyle, et enfin par la position de l'olécrâne, qui est plus rapproché de l'épicondyle que de l'épitrochlée, qui, dans la flexion, reste au niveau de la ligne articulaire (obs. de M. Poumet), qui, dans une légère flexion (obs. de M. Vignolo), ne dépasse pas la ligne des tubérosités, et qui, reposant sur la face postérieure de l'épicondyle, où elle ne rencontre pas de cavité de réception, fait en arrière une saillie de 25 millim. environ.

Ce défaut de cavité de réception pour l'olécrâne limite nécessairement le mouvement de l'extension. L'attitude du membre doit donc être une légère flexion. D'autre part, le radius, à mesure qu'il se dégage en dehors, tend à subir l'action des pronateurs et à venir se placer en avant du cubitus, en imprimant à l'avant-bras un léger mouvement de torsion.

§ IV. — LUXATION EN DEHORS AVEC COMPLICATION DE FRACTURE.

Je présenterai sous ce titre l'observation suivante, que j'ai recueillie (1) :

OBSERVATION XXXIII. — Salle Saint-Louis, n° 10, hôpital de la Pitié, Auguste Dantessendy, âgé de vingt-huit ans, employé des contributions indirectes. Le 8 février 1850, en jouant avec ses camarades, le malade a glissé, entraînant trois personnes dans sa chute. Il est tombé dessous; il ne sait trop dans quelle position son bras s'est trouvé. La douleur a été très vive; il s'est relevé cependant, puis a eu une syncope. La bras s'est gonflé aussitôt, depuis l'épaule jusqu'au bout des doigts, à vue d'œil, comme dit le malade, en sorte qu'on a été obligé de découdre ses vêtements, qui se trouvaient trop serrés. Un médecin est venu, il a manié le coude, l'a remué dans tous les sens, malgré l'obstacle que

---

(1) *Bull. de la Soc. anat.*, 1851.

le gonflement apportait ; et trouvant tous les mouvements possibles , il a déclaré qu'il n'y avait rien de luxé ni de fracturé. L'inflammation locale et la fièvre traumatique se sont déclarées. Un traitement antiphlogistique a été appliqué, le gonflement a persisté cinq ou six semaines. Après la quatrième semaine environ, une petite eschare s'est montrée au niveau de l'épitrochlée, sur laquelle le membre était appuyé. Au bout de six semaines, gonflement et ulcération avaient disparu. Restait une ankylose, le bras en demi-flexion. D'après le conseil de quelques médecins, le malade a été soumis à des manipulations qui n'ont pas rendu beaucoup de mouvements.

Il s'est décidé à venir à l'hôpital le 1er mai 1850. Voici l'état dans lequel il se trouve : Le membre est en demi-flexion, immobile à angle droit ; l'avant-bras légèrement dans la rotation en dedans, naturellement en demi-pronation. Il peut arriver jusqu'à la pronation complète, et revenir en demi-pronation ; la supination est impossible. Le coude étant examiné avec soin, on remarque : 1° en dedans, une éminence très-prononcée, saillante sous la peau tendue (trochlée et épitrochlée) ; au-dessous, une dépression très-profonde. En palpant avec soin, on trouve de dedans en dehors l'épitrochlée, la trochlée, et la rainure qui la sépare du condyle ; puis une petite saillie anormale, puis l'olécrâne qui ne fait pas saillie en arrière, et se trouve presque de niveau avec le bord inférieur articulaire de l'humérus ; 2° en dehors, on trouve une saillie formée par l'épicondyle, et plus marquée qu'à l'ordinaire ; en avant, en dedans et au-dessous de l'épicondyle, on sent facilement la tête du radius qui roule sous le doigt, dans le demi-mouvement de pronation qui est possible. En dedans et en arrière de l'épicondyle, on sent le condyle sur lequel roule le radius, et plus en dedans encore, l'olécrâne ; 3° en arrière, le coude est manifestement élargi, sa distance entre l'épicondyle et l'épitrochlée est conservée ; celle entre l'olécrâne et l'épitrochlée, très-augmentée ; l'olécrâne ne fait pas de saillie anormale, mais son apophyse supérieure est un peu tournée en dedans. Le triceps forme une corde tendue de dedans en dehors. 4° En avant, le biceps forme aussi une corde tendue en dehors. Voici quelques mesures qui achèveront d'éclairer le diagnostic :

	Côté sain.	Côté malade.
Du sommet de l'acromion au sommet de l'olécrâne	34 cent.	30 ½
De l'épitrochlée à l'olécrâne	3	6
De l'épitrochlée à l'épicondyle (mesure en circonférence) . .	8	12
— — (mesure d'épaisseur)	5 ¾	7 ¾
De la ligne horizont. qui passe par les tubérosités à l'olécr. .	3 ¼	3
De l'épicondyle à l'olécrâne	6	6
De l'acromion à l'épicondyle . . . . : . .	29	27
De l'épitrochlée à l'apophyse styloïde cubitale	26	24

A quelle luxation avons-nous affaire? Évidemment d'abord, il y a déplacement du cubitus en dehors, et la luxation est incomplète, puisque l'olécrâne se trouve immédiatement en dehors de la trochlée; en dehors, cependant, les rapports du radius, de l'épicondyle et de l'olécrâne, sont normaux. Comment expliquer ce double fait? Une troisième observation donne la clef des deux autres. Puisque l'olécrâne est en dehors de la trochlée et en dedans du condyle, il faut nécessairement qu'il se soit fait une solution de continuité entre la trochlée et le condyle, et dans laquelle l'olécrâne est engagée. Cette opinion, d'ailleurs, est démontrée d'une manière irrécusable par l'écartement exagéré qui existe entre les deux tubérosités. La tête du cubitus se trouve donc portée en dehors et un peu en avant, à travers une fracture longitudinale de l'extrémité inférieure de l'humérus, qui a séparé le condyle de la trochlée; dès lors l'avant-bras a été placé dans les conditions d'une luxation en dehors, dans laquelle le radius n'est plus retenu contre le condyle, puisque le condyle, séparé du reste de l'humérus, suit ici tous les mouvements du radius; de là la rotation de l'avant-bras en dedans, et le soulèvement de l'épicondyle, qui est plus rapproché de l'acromion que du côté opposé. M. Michon jugea qu'une semblable lésion, datant de trois mois et demi, était de celles contre lesquelles on ne doit faire aucune tentative. Le malade sortit au bout de quelques jours.

Cette observation doit être rapprochée de la description d'une pièce anatomique rapportée, par M. Buisson (1), sous ce titre : *Luxation incomplète de l'extrémité supérieure du cubitus en avant.*

OBSERVATION XXXIV. — Une pièce du cabinet de M. Dubreuil présente la disposition suivante : L'humérus du côté droit est le siége d'une fracture oblique dirigée de haut en bas, et de dehors en dedans, depuis le niveau de l'épicondyle jusque vers la trochlée de la surface articulaire. Il en résulte un fragment interne continu avec l'humérus, et dirigé très-obliquement, et un fragment externe entièrement détaché de l'os dont il comprend la petite tête, l'épicondyle et la poulie moyenne de l'articulation. Le fragment externe est volumineux, hypertrophié, son contour est celui d'un triangle irrégulier; il s'articule avec le radius par son bord inférieur qui est très-épais; il touche la grande cavité sigmoïde du cubitus par son angle interne, et se joint par pseudarthrose,

(1) *Annales de chirurg.*, t. 9, p. 333; 1843.

avec la portion d'humérus qui correspond à la fracture ; il se trouve ainsi écarté
de la trochlée humérale par un intervalle dans lequel est logé l'apophyse olécrâne.
Toute la surface articulaire du cubitus est libre, et mesure, par son étendue
transversale, l'écartement compris entre la trochlée et le fragment externe... L'o-
lécrâne, au lieu de se trouver en arrière de l'humérus, se trouve sur le même
plan que lui dans l'écartement qui résulte de la fracture.

On conçoit bien quel doit être le mécanisme d'une semblable lésion. Je suppose qu'un choc direct ou indirect détermine la flexion
latérale externe et qu'une seconde force pousse l'avant-bras en
dehors, la seule résistance à vaincre dans ce moment est la pression
du condyle contre la tête du radius ; et, suivant que cette pression
sera plus ou moins grande, le radius glissera sur le condyle ou l'emportera avec lui : c'est le dernier cas qui se présente ici. Je ne reviendrai pas sur les symptômes d'une semblable affection, je dirai
seulement, en ce qui concerne le traitement, que la réduction pourrait être faite ; que, le cubitus réintégré dans la trochlée, la réduction persisterait sans doute, et que la luxation serait alors ramenée
à l'état de simple fracture intra-articulaire, dont la guérison, malgré
toutes les chances d'insuccès qu'elle aurait contre elle, pourrait
néanmoins être obtenue.

ARTICLE IV.

Luxation latérale interne.

Les luxations latérales internes sont plus rares que les luxations
latérales externes. Telle est du moins l'opinion professée par Hippocrate, et généralement admise depuis ; elle est, du reste, justifiée par
la pénurie extrême des matériaux qui peuvent servir à composer son
histoire.

Je n'ai trouvé que trois observations bien authentiques de luxation en dedans, une qui appartient à M. Debruyn et deux qui ont
été publiées par M. Triquet. Mais, en les rapprochant de quelques

expériences qui me sont personnelles, elles me permettront de donner une idée à peu près complète de ce genre de luxation.

Voyons d'abord quelles sont les espèces et variétés de luxations en dedans que nous pouvons admettre.

Les os de l'avant-bras étant poussés en dedans par une impulsion quelconque, il peut arriver en théorie :

Ou que la cavité sigmoïde ne passe pas tout entière en dedans de la trochlée, ce qui semble difficile, à cause de la forme de ces deux surfaces osseuses ;

Ou que la cavité sigmoïde passe seule en dedans de la trochlée ;

Ou que la cavité sigmoïde et le radius passent tous deux en dedans de la trochlée.

Les deux premières suppositions constituent des variétés de luxation incomplète, et, comme nous ne connaissons aucun exemple de la première, dont la possibilité nous semble douteuse, nous admettrons que la luxation incomplète est caractérisée par la position de la cavité sygmoïde en dedans de la trochlée, et l'arrêt de la tête du radius contre la trochlée elle-même.

Dans un premier travail sur ce sujet (*Bulletins de la Soc. anat.*, 1851, p. 310), j'avais pensé que le déplacement ne s'arrêtait pas là ; que le radius, arcboutant ainsi contre la surface arrondie de la trochlée, devait avoir de la tendance à la quitter, à la première pression, pour passer soit en avant, soit en arrière, ce qui constituait une double forme de luxation *complète*, que je désignais sous le nom de *radio-antérieure* et de *radio-postérieure*. Un examen plus attentif de l'articulation, une étude plus approfondie des faits, et des expériences plus multipliées, m'engagent aujourd'hui à renoncer à cette distinction. Lorsque la cavité sigmoïde a ainsi franchi la trochlée et que le radius vient seul arcbouter contre elle, il peut en effet être entraîné en avant ou en arrière, faire par conséquent une légère saillie dans un sens ou dans l'autre ; mais, dans ce double mouvement, sa face supérieure, celle qui s'articule avec l'humérus, n'abandonne pas complétement la surface articulaire de la trochlée, et la

20

luxation reste par conséquent une luxation *incomplète* en dedans. Elle peut bien présenter les variétés radio-antérieure, radio-postérieure, mais celles-ci n'ont pas l'importance que je leur avais précédemment assignée.

Enfin la troisième supposition pourrait se présenter et les deux os de l'avant-bras passer à la fois en dedans de la trochlée. Il est probable alors que le radius se placerait en avant de l'épitrochlée, qui est fortement déjetée en arrière par rapport à l'axe du cylindre articulaire, et suivant que la cavité sigmoïde embrasserait le sommet de l'épitrochlée ou le franchirait, la luxation serait alors complète en dedans, sous ou sus-épitrochléenne.

Ce ne sont là que des vues de l'esprit, fondées, il est vrai, sur la disposition anatomique de l'articulation, mais qui doivent au moins attendre la confirmation des faits ; jusqu'à présent, nous ne pouvons considérer comme nettement établie que la luxation incomplète en dedans.

§ Ier. — LUXATION INCOMPLÈTE EN DEDANS.

Voici d'abord les trois observations que j'ai pu recueillir sur cette espèce de luxation.

1° *Observation de M. Debruyn* (1).

OBSERVATION XXXV. — Catherine Boonen, soixante et douze ans, le 4 mars 1842, fut renversée dans la rue. Douleur violente, gonflement. La malade entre à l'hôpital de Louvain, le 10 mars. Le coude gauche et la partie inférieure du bras sont tuméfiés, chauds, sensibles; l'avant-bras et la main sont dans une *pronation forcée*, la flexion et l'extension sont très-bornées, le diamètre transversal est augmenté, la saillie de l'épitrochlée est effacée. On reconnaît, sur le bord interne du coude, une éminence osseuse qu'on serait tenté de prendre pour l'épitrochlée, mais on s'assure qu'elle appartient au cubitus, en imprimant à

(1) *Ann. de chirurg*, t. 9 ; 1843.

l'avant-bras des mouvements qui sont communiqués à cette saillie. Un peu au-dessous et en avant, on sent une autre éminence moins prononcée, qui est l'apophyse coronoïde. L'épicondyle est très-proéminent en dehors; la tête du radius a abandonné le condyle, et se *trouve dans le milieu du pli du bras;* l'olé-crâne est rapproché du bord interne du coude; le tendon du triceps est tendu, dévié en dedans; la longueur totale du membre ne paraît pas diminuée. Réduction non sans difficulté.

2° et 3° *Observations de M. Triquet* (1).

OBSERVATION XXXVI. — Le 10 mai 1848, est entrée à la clinique chirurgicale de la Charité la nommée Guyot (Alexandrine), âgée de vingt-deux ans; elle vient d'être renversée sur le pavé, par une voiture. A son entrée à l'hôpital, quelques instants après cet accident, la malade donne les détails suivants sur les circonstances de sa chute; elle est tombée sur la main, le membre étendu. La roue de la voiture a passé obliquement de dehors en dedans, et d'arrière en avant sur le côté externe du coude, immédiatement au-dessous de l'articulation. La souillure de ses vêtements, et une ecchymose commençante, confirment les détails donnés par la malade. La main et l'avant-bras *sont demi-fléchis,* dans une *pronation exagérée,* et formant avec l'humérus un angle obtus dont le sommet répond à l'épitrochlée. L'avant-bras, ou pour mieux dire le cubitus, semble avoir éprouvé un mouvement de torsion qui l'incline vers le bord interne de l'humérus. Le membre est un peu raccourci, la pronation est forcée, quelques légers mouvements de flexion et d'extension sont encore possibles, mais très-douloureux; le diamètre transversal du coude est augmenté de 5 à 6 millimètres; en dedans, sur le même plan que l'épitrochlée et sous les muscles de cette région, on trouve une première saillie, dure, anguleuse, qui se continue évidemment avec le cubitus. Au-dessus de l'épitrochlée, on constate une seconde saillie anormale qui repose sur le bord interne de l'humérus; lorsqu'on imprime quelques mouvements au cubitus, ces mouvements sont transmis aux deux saillies anormales que je viens de décrire; elles appartiennent donc à l'extrémité supérieure du cubitus. En dehors, l'épicondyle soulève la peau, et au-dessous se dessine le condyle huméral qui n'est plus emboîté par la cupule du radius. En avant, au milieu du pli du bras, et profondément située sous le muscle rond pronateur du fléchisseur sublime, on sent la tête du radius; l'artère humérale est déviée

---

(1) *Gaz. des hôp.,* 1851.

le pouls radial est conservé ; le biceps et le brachial ne forment point de relief.
En arrière, on cherche vainement l'olécrâne à sa place ordinaire, on ne trouve
que sa cavité; point de crépitation. Quelle est la nature de cette lésion ? Après
avoir écarté l'idée de fracture de l'humérus à sa partie inférieure, l'idée de luxation en arrière et en avant, M. Triquet ajoute : « Ici pas d'allongement, raccourcissement à peine sensible; rien de changé dans le diamètre antéro-postérieur,
tandis que le transversal offre une augmentation de quelques millimètres. En
joignant à cela la position nouvelle de l'extrémité supérieure du cubitus, il reste
démontré que c'est là un *cas de déplacement en dedans.* Tel est le diagnostic de
M. Velpeau.

Réduction. Un aide fit la contre-extension sur le bras. Un second fit directement l'extension sur l'avant-bras ; des tractions graduées furent faites d'abord
dans le sens du déplacement (flexion et pronation), puis peu à peu ramenées à
l'extention et à la supination. Alors le chirurgien, placé en dehors, saisit d'une
main l'extrémité supérieure de l'avant-bras, de l'autre l'extrémité inférieure du
bras, et les porta avec force, le premier en dehors, le second en dedans. La
réduction eut lieu avec un craquement. Huit jours après, la malade demanda
à sortir.

OBSERVATION XXXVII. — M. Triquet étant interne à l'hôpital de Tours
(1844), on amena à la consultation un enfant de sept ans, qui présentait une déformation analogue à celle qui fait l'objet de la dernière observation. Cette luxation
remontait à quinze jours. L'enfant était tombé sur l'avant-bras et la main du
côté droit Un officier de santé, appelé sur-le-champ, avait cru trouver les signes
d'une fracture de l'extrémité inférieure de l'humérus, et avait appliqué un appareil approprié. Quinze jours après, quand on enleva l'appareil, la déformation
n'avait point disparu, et les mouvements étaient complétement impossibles ; c'est
alors qu'il fut amené à la consultation. Le membre est demi-fléchi, la longueur
de l'avant-bras est la même que du côté sain, les diamètres transversal et antéro-
postérieur du pli du coude sont augmentés de quelques lignes; en dedans, saillie
du cubitus sur le même plan que l'épitrochlée; en dehors, l'épicondyle soulève
la peau; en arrière, la cavité olécrânienne est vide; en avant, on sent la tête du
radius vers le milieu du plis du bras, à peu près au niveau de la trochlée. A ces
caractères, le chirurgien reconnaît une luxation latérale interne incomplète. On
parvient à réduire après plusieurs tentatives. Les mouvements ne revinrent
jamais.

Ces trois observations offrent beaucoup d'analogies; elles nous

permettent par conséquent de présenter dès à présent une histoire
à peu près complète de cette espèce de luxation.

Je ne reviendrai pas sur le mécanisme ; je remarquerai seulement
que la première observation de M. Triquet nous offre un très-bel
exemple de déplacement des surfaces articulaires par la flexion latérale externe. La roue qui a passé sur la partie latérale externe et
inférieure de l'articulation, le bras étant obliquement tendu, a eu
un double effet : 1° celui de plier le bras en dehors, de rompre
par conséquent le ligament interne, et de séparer les surfaces de ce
côté ; 2° celui de pousser en même temps les deux os de l'avant-
bras en dedans.

Sur le cadavre, on obtient ce genre de luxation avec une très-
grande facilité, par la flexion latérale externe, en imprimant une
forte impulsion de dehors en dedans sitôt que les ligaments ont
cédé.

Ces expériences, que j'ai répétées un grand nombre de fois,
m'ont permis de constater l'état des parties après que la luxation a
été produite ; ces données sont les seules que nous puissions fournir
comme anatomie pathologique. En général, les deux ligaments latéraux sont rompus ; même quand la luxation a été obtenue par la
flexion interne, le passage de la cavité sigmoïde tout entière en
dedans de la trochlée ne peut se faire que par la rupture du ligament interne. Ce fait ressort d'ailleurs de l'étude des ligaments que
nous avons faite au commencement de ce travail. Les ligaments antérieur et postérieur sont dilacérés ; nous avons déjà insisté sur la position respective des surfaces articulaires. Il y a souvent une légère
subluxation du radius, soit en avant, soit en arrière ; quant aux
muscles, ils sont tiraillés et forment en général deux cordes saillantes
et obliques, qui vont du bras à l'avant-bras, l'une portérieure,
formée par le triceps, l'autre antérieure, par le brachial et le biceps.
Dans plusieurs expériences, le nerf cubital se trouvait fortement
contus, comme écrasé entre l'olécrâne et l'épitrochlée.

Les symptômes, d'après les observations que j'ai citées, et d'après les expériences que j'ai faites, présentent les particularités suivantes :

1° Sous le rapport de la déformation, on constate en dehors une saillie formée par l'épicondyle et le condyle, qui soulèvent la peau ; au-dessous, se trouve une dépression, qui n'est remplie que par les parties molles, et dedans, on trouve à la place de l'épitrochlée en général une dépression, une sorte de fossette circonscrite en avant et en arrière, ou en haut et en bas, suivant l'attitude étendue ou fléchie du membre par deux saillies osseuses : l'une, la postéro-supérieure, plus considérable, libre sous la peau, décrivant des arcs de cercle quand on imprime à l'avant-bras des mouvements de flexion et d'extension, et qui est l'olécrâne ; l'autre, inféro-antérieure, plus petite, se continuant directement avec le reste du cubitus, mobile aussi dans les mêmes circonstances, et qui est l'apophyse coronoïde. En arrière, la cavité olécrânienne est vide ; le sommet de l'olécrâne est reporté sur le côté interne. Dans quelques cas, on sent au-dessous de la trochlée une petite saillie, qui est formée par le rebord de la capsule du radius (variété radio-postérieure). En avant, le bord interne de la trochlée fait une saillie assez tranchée, excepté dans les cas où la tête du radius est portée un peu en avant (variété radio-antérieure) ; dans tous les cas, on retrouve celle-ci un peu plus ou un peu moins profondément située dans le milieu du pli du bras.

2° Les dimensions varient peu. Il n'y a pas en général de raccourcissement ; c'est un caractère commun aux luxations incomplètes (obs. de M. Debruyn, 2e de M. Triquet). Cependant il faut tenir compte de ce fait, que la cavité sigmoïde remonte de quelques millimètres sous l'épitrochlée ; il y a par conséquent un léger raccourcissement sur le côté interne du membre, qui peut être pris pour un raccourcissement général, et qui, dans tous les cas, fait disparaître l'angle saillant en dedans que présente le coude, et peut même le changer en angle rentrant (obs. 1re de M. Triquet). Le diamètre transverse est toujours augmenté, mais de quelques millimètres seulement, parce que la cavité sigmoïde se loge presque tout entière sous l'épitrochlée.

3° L'attitude est assez remarquable. D'abord, comme nous l'avons dit, le membre, au lieu de former un angle saillant au niveau de l'épitrochlée, devient droit et forme même quelquefois un léger angle dans le sens opposé. Le membre est demi-fléchi ; les trois observations sont unanimes sur ce point. Il peut présenter, en outre, un état de pronation exagéré, comme on le voit dans l'observation de M. Debruyn et dans la première de M. Triquet, qui est très-remarquable, et qui peut même aller jusqu'à une espèce de torsion de l'avant-bras sur son axe ; cet état de pronation me paraît tenir au passage en avant (variété radio-antérieure) de la tête du radius, qui est attirée dans ce sens par la traction des muscles biceps, rond pronateur, etc. Il ne faut pas perdre de vue que la trochlée descend plus bas que le condyle, que par conséquent le radius, quittant le condyle pour venir se placer sous la trochlée, doit occasionner le tiraillement des muscles auxquels il donne insertion.

Cette espèce de luxation offre en général des traits assez tranchés pour que son diagnostic ne soit pas difficile ; sauf les cas de complication, le pronostic ne présente rien de grave.

Enfin, pour la réduction, il faut avoir soin de ne pas faire l'extension, le membre étant en droite ligne ; la cavité sigmoïde, embrassant l'épitrochlée, pourrait en effet, dans ce cas, se trouver comme accrochée à l'épitrochlée, et empêcherait la réduction d'avoir lieu. Il paraît plus convenable de faire l'extension, le membre étant demifléchi, et, suivant le précepte de Galien (voy. p. 42, note), ramener préalablement le bras dans la supination.

§ II. — Luxation incomplète en dedans avec complication.

Nous rapporterons, sous ce titre, l'observation suivante, qui est la description d'une pièce et d'un plâtre déposés par M. Broca au musée Dupuytren, sous le n° 734, et sur lesquels nous trouvons quelques renseignements dans les *Bulletins de la Société anatomique*, 1849, p. 272 (voy. fig. 5 et 6).

OBSERVATION XXXVIII. — La région du coude (d'un homme de quarante-cinq ans, bien constitué, apporté dans les pavillons de la Faculté) offre une déformation considérable. A la partie externe on trouve une saillie arrondie, volumineuse, qui appartient à l'humérus, ainsi que le démontre l'étude des mouvements de l'articulation. Au-dessous de cette saillie, à la place que devrait occuper la tête du radius, on ne trouve que les parties molles. A la partie interne on trouve deux saillies très-marquées, séparées l'une de l'autre par un intervalle de 6 centimètres, et situées sur une même ligne verticale. La saillie supérieure a le volume et la forme de l'olécrâne; elle se meut en arc de cercle dans le mouvement de flexion qu'on imprime à l'avant-bras. On sent à travers la peau que le tendon du triceps brachial vient s'insérer à cette saillie osseuse qui est par conséquent l'olécrâne. La saillie inférieure est moins grosse et plus arrondie; elle se meut à peine dans les mouvements de flexion de l'avant-bras, mais on la sent très-bien rouler sous la peau dans les mouvements de pronation et de supination. Elle est donc constituée par la tête du radius. On cherche en vain la saillie de l'épitrochlée qui est masquée par les deux saillies précédentes. Du reste, la largeur du coude n'est pas sensiblement augmentée. Les mouvements de l'avant-bras sont en partie rétablis; ils ne s'exécutent que dans deux sens opposés. La flexion va aussi loin que sur un coude normal, mais l'extension ne va pas jusqu'à la ligne droite.

L'état des parties molles prouve que la luxation était ancienne; qu'aucune suppuration n'avait été le résultat de cet accident, et qu'en particulier la peau ne présentait aucune cicatrice.

Malheureusement l'étude de cette pièce importante n'a pas été achevée par M. Broca. Préoccupé surtout de deux pieds-bots que portait le même individu, le coude n'attira que très-peu son attention. Il abandonna la pièce à la société, d'où elle passa, comme toutes les pièces importantes, au musée Dupuytren. La dissection n'a pas été faite par M. Broca; à coup sûr, elle ne l'a pas été non plus par le rédacteur du bulletin, qui a écrit ces lignes : « Autant qu'on en peut juger à travers plusieurs trous faits à la capsule, l'extrémité inférieure de l'humérus paraît saine et ne présente aucune trace de fracture consolidée. » Voici, en effet, ce que nous présente aujour-d'hui la pièce, dépouillée des parties molles.

Les trois extrémités osseuses qui composent l'articulation du coude sont dé-formées. Les déformations du cubitus et du radius peuvent s'expliquer par l'an-cienneté de la lésion; celle de l'humérus a nécessairement une autre cause. Les deux os de l'avant-bras sont placés de champ, le cubitus directement au-dessus du radius. L'olécrâne déborde le radius d'un centimètre environ. La cavité sig-moïde regarde en haut et en dehors. Elle est singulièrement augmentée d'é-tendue. Du sommet de l'olécrâne au sommet de l'apophyse coronoïde il y a une distance de 4 centimètres et demi environ. La cavité sigmoïde n'offre plus de dos d'âne, mais présente à sa place une excavation profonde dans laquelle est reçue une tête osseuse arrondie, dépendant de l'humérus, qui est probablement l'épitrochlée modifiée, ce qui constitue une véritable articulation énarthrodiale. Les besoins de cette nouvelle articulation expliquent parfaitement le change-ment de forme de la cavité sigmoïde. La tête du radius est gonflée, irrégulière : elle a pris la forme d'un champignon; à sa partie externe et supérieure elle est un peu aplatie et s'articule en ce point avec une portion de l'humérus.

L'humérus présente les particularités suivantes : Il est régulièrement conformé au-dessus de son tiers inférieur. Dans celui-ci, on trouve le bord interne qui a sa direction et sa minceur normale, et qui se termine par une petite tête osseuse d'un centimètre et demi de diamètre, assez régulièrement arrondie, libre par sa face inférieure, et qui tient évidemment la place de l'épitrochlée; en dehors, l'extrémité inférieure de l'humérus n'offre qu'une masse confuse et qui fait peu de saillie. Voici cependant quelques remarques qui peuvent mettre sur la voie de la détermination des parties qui la composent. Cette portion de l'humérus, au lieu d'être aplatie d'arrière en avant, est aplatie de dehors en dedans; elle se termine en avant par une éminence aiguë qui paraît être l'épicondyle. Ces deux raisons semblent indiquer que la portion externe de l'extrémité inférieure de l'humérus a subi un mouvement de torsion, par lequel la face antérieure re-garde en dedans et la face postérieure en dehors. Partant de cette vue, on re-trouve des traces : 1° du condyle, qui, ne servant plus à rien, a en grande partie disparu; 2° et surtout de la trochlée; qui est remplacée par un gros tubercule osseux reporté en arrière, qui fait saillie entre le cubitus et le radius, et s'arti-cule principalement avec ce dernier qui est situé au-dessous. En regardant atten-tivement, on retrouve sur ce tubercule des traces de la gorge de la poulie. Entre lui et l'éminence qui tient lieu de l'épitrochlée, existe une forte dépression qui isole cette dernière et la change en une véritable tête. Cette dépression me paraît la trace d'une solution de continuité qui a existé sur ce point. En sorte que, d'après l'examen attentif de la pièce, il me parait que l'extrémité inférieure de l'humérus a subi une fracture oblique, peut être comminutive, qui a détaché du reste de l'humérus une portion de son extrémité inférieure, comprenant la trochlée, le condyle et l'épicondyle, et que les fragments se sont déplacés, de manière que l'épicondyle regardât en avant, et le condyle et la trochlée en avant et en dedans par leur face antérieure. Les parties se sont consolidées dans cette nouvelle position ; et les fragments, par suite de ce travail de consolidation, ont subi les plus grandes altérations dans leur forme.

Quoi qu'il en soit, et en laissant de côté ce point obscur de l'observation, il y a quelques points importants, très-évidents, très-réels, et que nous avons le droit d'enregistrer.

1° L'avant-bras est luxé sur le bras en dedans.

2° La cavité sigmoïde embrasse l'épitrochlée.

3° La tête du radius, quoique dépassant en bas de beaucoup les parties osseuses, est en rapport cependant, par une partie de sa face supérieure, avec une portion d'os qui représente probablement la trochlée humérale.

En sorte qu'en faisant abstraction de la complication, cette observation peut légitimement être considérée comme un cas de luxation incomplète en dedans (variété radio-postérieure) (1).

---

(1) Dans cette étude des luxations latérales internes, nous n'avons pas épuisé tous les matériaux que nous avons rencontrés. Nous tenions avant tout à rester dans l'ordre des faits certains. Beaucoup de faits ont été accueillis par plusieurs auteurs, comme pouvant être rapportés aux luxations incomplètes en dedans ; mais, suivant nous, ils donnent une trop grande prise à la critique, pour que nous les acceptions sans contestation. Leveillé (*Doctr. chir.*, t. 2, p. 110) a publié les deux faits suivants : « Deux fois j'ai remarqué un déplacement à peine sensible *du cubitus en dedans*, et suffisants pour gêner les mouvements du coude pendant toute la vie ; les deux malades n'ont pu fléchir l'articulation qu'en partie... Après six semaines ou deux mois de gêne, il est resté un empâtement pour lequel on a prescrit inutilement les douches, et qui s'est dissipé peu à peu sans qu'il y

2ᵉ GENRE. — *Luxation isolée du cubitus.*

Hippocrate ne fait pas mention de cette espèce de luxation; tou-

---

eût plus de liberté. J'ai reconnu que *l'apophyse olécrâne était plus rapprochée de la tubérosité cubitale de l'humérus*, que le cubitus faisait saillie en dedans; enfin que le changement de rapport des surfaces articulaires, quoique léger en dedans, suffisait pour rendre les mouvements plus bornés. »

Cette description un peu confuse ne peut évidemment se rapporter, dans l'esprit de Leveillé, qu'à deux choses, ou à une luxation incomplète de l'avant-bras en dedans, ou, ce dont on n'a pas d'exemple, à une *luxation isolée du cubitus en dedans.*

M. Sédillot, peut-être avec raison, rapporte ces deux cas de Léveillé à la luxation isolée du cubitus en arrière.

A. Cooper parle aussi très-confusément de la luxation en dedans : « Si la luxation est en dedans, le cubitus est porté sur le condyle interne de l'humérus, il fait saillie en arrière, la tête du radius est placée dans la fosse olécrânienne. » Suit une observation sans détail; cette description indique une simple variété de la luxation en arrière.

On trouve encore, dans les *Archives générales de médecine* (4ᵉ série, tome 11, page 141), deux exemples de luxation en dedans, rapportés par M. Laugier. Dans les deux cas, le condyle huméral faisait saillie à l'extérieur, à travers une ouverture de la peau. Ce fait est important à noter, parce qu'il montre de quels désordres ces luxations peuvent quelquefois être accompagnées; mais, relativement à la disposition des surfaces articulaires et aux symptômes de la luxation, les faits rapportés par M. Laugier manquent complétement de détails, ce qui ne nous permet pas de les mettre en ligne de compte.

Je citerai seulement pour mémoire le fait suivant, consigné dans *London journ. of med.,* t.1, p. 975; 1849 : «Exemple d'une luxation non réduite du radius en avant, s'accompagnant d'une luxation partielle du cubitus en dedans. Sur cette pièce, M. Canton a fait remarquer qu'il était intéressant d'observer un grand degré de mobilité, quoique les surfaces de l'humérus et du cubitus ne se correspondissent plus régulièrement. *Cela tenait à une modification de la forme de la trochlée, et à une extension en dedans de sa surface, de telle sorte que, par cette dernière circonstance, la projection que fait en dedans l'épitrochlée était com-*

tefois elle a été connue de l'antiquité. Lorsque Celse disait : « Si cu-
« bitus qui annexus humero est, ab hoc excedit, radius qui adjunc-
« tus est, interdum detrahitur, interdum subsistit, » il était bien près
d'avoir l'idée de cette luxation ; mais voici des textes plus précis.

---

plétement effacée. La tête du radius roulait librement dans une large cavité, au-
dessus de la petite tête de l'humérus, et était retenue en place par un grand ligament coronaire, allant du condyle externe à l'extrémité antérieure de la petite
cavité sigmoïde; la fossette coronoïdienne était presque oblitérée, et la fosse
olécrânienne presque comblée. »

Sauf ce que présente d'obscur cette extension de la trochlée vers l'épitrochlée,
qui a fait disparaître la projection de celle-ci, et qui, peut-être bien, n'est autre
chose que l'atrophie ou l'usure du bord interne de la trochlée, et l'encroûte-
ment de cartilage du bord inférieur de l'épitrochlée, cette observation nous présente un exemple frappant de ce que j'ai appelé la variété *radio-antérieure* de la
luxation incomplète en dedans.

Dans le courant de l'année dernière, le journal de Prague (*Prag. Viertel-
jahrschrift,* 1853, n° 4, p. 84) a publié l'analyse d'un mémoire de Hanekroth, sur
les luxations incomplètes de l'avant-bras en dedans. Je regrette de n'avoir pu
me procurer le mémoire de Hanekroth lui-même. Voici le résumé de ses opinions : Les déplacements en dedans sont plus fréquents que les déplacements
en dehors. Comme cependant le bord interne de la trochlée, que la cavité sigmoïde doit franchir dans les premiers, descend plus bas que le bord externe,
cette fréquence tient à la position ordinaire du membre, d'après laquelle le côté
interne de l'articulation appliquée contre le tronc laisse surtout son côté externe exposé aux chocs extérieurs. Cette forme de luxation est plus fréquente
dans la première enfance qu'à toute autre époque de la vie. « Le diagnostic des
cas récents (je cite textuellement le compte rendu du journal de Prague) est
extrêmement difficile, attendu que les signes principaux d'une luxation, déformation de la jointure, impossibilité des mouvements, manquent, l'immobilité
entièrement, la déformation presque complétement. Si, en outre, les parties
molles, après l'accident, présentent du gonflement, l'erreur ne peut être évitée,
surtout chez les enfants, où toutes les dimensions sont plus petites. Hanekroth
voudrait voir un signe caractéristique dans le changement de l'angle que forme
le membre étendu; le bras complétement étendu, et placé dans la supination,
forme, au niveau du coude, un angle ouvert du côté du cubitus dans le cas de

« 1° Le cubitus se luxe parfois isolément, et de son côté le radius peut être affecté seul de subluxation.

« 2° Quand l'un des deux os se sépare, c'est tantôt le cubitus qui se luxe, et tantôt le radius qui est affecté de subluxation.

---

luxation, tandis qu'à l'état de santé, cet angle est ouvert du côté du radius. Mais Hanekroth ne se dissimule pas que, dans la formation de cet angle, le principal rôle revient à l'action du muscle triceps qui attire l'olécrâne vers la fosse postérieure, d'où il suit que dans l'extension passive du membre, telle qu'elle est opérée par le chirurgien, ce signe, tiré de l'angle articulaire, peut facilement manquer. Il peut servir à assurer le diagnostic plutôt chez les adultes que chez les enfants. » D'après Hanekroth, la luxation incomplète en dedans succède souvent à une luxation en arrière, lorsque les deux os sont en même temps portés en dedans. Cette opinion l'a mis sur la voie d'un procédé de réduction pour les luxations en dedans, et qui consiste à suivre le chemin inverse, c'est-à-dire changer une luxation en dedans en luxation en arrière, pour la réduire plus facilement. Cette idée est fondée sur les considérations anatomiques suivantes : Le bord externe de la trochlée fait une saillie verticale considérable qui déborde en avant et en bas l'épitrochlée. Dans les procédés de réduction ordinaire, il faut que l'extension abaisse considérablement la cavité sigmoïde pour lui permettre de franchir ce bord ; en arrière, la trochlée et l'épitrochlée sont sur le même niveau. Que, par une extension forcée, on redresse, dans la luxation en dedans, la cavité sigmoïde sur l'épitrochlée, alors une impulsion directe ramènera facilement l'olécrâne sur la trochlée, et la flexion, combinée avec l'extension directe pratiquée sur le membre, amènera la réduction comme dans une luxation postérieure ordinaire. Ce procédé, purement théorique, n'a jamais été exécuté sur le vivant. Certes, ce procédé donnerait facilement prise à la critique ; mais je n'y veux voir qu'une chose pour le moment, c'est qu'il est fondé sur des données anatomiques qui attestent, de la part de l'auteur, une étude minutieuse de l'articulation du coude. Eh bien ! je le demande : comment un anatomiste, un homme qui connaît la valeur de ces mots : olécrâne, condyle, fosse olécrânienne, peut-il venir déclarer que la luxation en dedans, et il est explicite, celle dans laquelle la cavité sigmoïde a franchi le bord externe de la trochlée, n'offre aucun signe certain, et que la déformation consiste seulement dans la disparition de l'angle saillant en dedans que forme le coude ? Tant que l'auteur ne nous dira pas que le condyle abandonné soulève la peau en

« 3° Comme chacun des deux os est sujet aux déplacements, luxation pour le cubitus, subluxation pour le radius, j'en traiterai. Le cubitus se déplace seul indépendamment du radius, et de son côté le radius se déplace indépendamment du cubitus. »

Ces trois textes sont empruntés aux collections d'Oribase (1), et l'un de ces fragments appartient à Héliodore, qui vivait sous Trajan.

Oribase lui-même admet cette luxation (2) : « Sed potest seorsum «utrumque etiam ossum offendi. Quum cubitus erumpat, radius de-«ducatur, quod nunc quoque explicabo : Læditur per se cubitus, «radio inviolato; dehiscit seorsum radius, cubito in suo sede rema-«nente. »

Au moyen âge, toutes ces idées tombent dans l'oubli; à la renaissance, elles ont de la peine à reparaître : nous en trouvons cependant quelques traces çà et là.

Il est bien clair, par exemple, que Fabrice d'Aquapendente se

dehors, que la cavité olécrânienne est vide en arrière, que l'olécrâne recouvre, cache en partie l'épitrochlée, nous, nous sommes fondé à lui dire qu'il a commis ou une erreur d'observation, ou une erreur de diagnostic. Dans les deux cas, quel état pouvons-nous faire de son opinion? Elle est d'ailleurs en contradiction avec tout ce que nous savons. Il regarde la luxation en dedans comme très-fréquente; pour nous, elle est très-rare. Il la considère comme plus commune que la luxation en dehors; nous, nous admettons la proposition inverse. A ne prendre que les signes qu'il donne, la disparition de l'angle saillant en dedans, l'absence de déformation, la conservation presque entière des mouvements, il est probable que l'auteur n'a eu affaire qu'à des cas de luxation isolée du cubitus en arrière, et même de luxation incomplète, ou de subluxation, que nous allons étudier dans le chapitre prochain, et dont l'auteur semble ignorer l'existence, puisqu'il donne la disparition de l'angle saillant du coude en dedans comme exclusivement caractéristique de la luxation en dedans.

(1) Littré, trad. d'Hippocrate, t. 3; argument du livre *des Fractures*.
(2) Oribase, *de Manichamentis*, p. 193 (édit. Estienne).

rendait parfaitement compte de ces luxations dans le passage suivant :

« Ossa non sunt duo, ut in plerisque articulationibus, sed tria :
« cubitus, radius, humerus ; nisi autem citissime reponatur luxatus
« cubitus vehementissimus sequitur dolor, quia caput ipsius præ-
« grande comprimit musculos et nervos circumjacentes...., radius
« dolorem auget ; *si enim consequatur,* fiunt aliæ compressiones ; *si*
« *non consequatur,* fiunt multæ distensiones nervorum corporum des-
« tractorum. »

Quoi qu'il en soit, jusque dans ces derniers temps, soit que les avertissements de l'antiquité aient échappé à nos observateurs, soit que ceux-ci n'aient pas rencontré de faits pour les appuyer, ils les ont laissés dans l'oubli le plus profond jusqu'à l'époque de Léveillé, qui rapporte deux faits assez obscurs, et d'A. Cooper, qui, sur un seul fait pathologique, refait l'histoire de ces luxations.

Alors les faits commencèrent à se montrer ; un premier fut publié en 1830 par M. Boudault (1) ; puis vinrent en 1839 une nouvelle observation et un mémoire étendu sur ce sujet, de M. Sédillot (2). Ajoutons, pour compléter les éléments sur lesquels repose l'histoire des luxations isolées du cubitus, qu'un second mémoire a été publié par M. Brun (3), avec trois nouvelles observations, et que quelques autres observations éparses ont été consignées dans les revues périodiques ; elles sont dues à MM. Diday (4), Foucart (5), Malgaigne (6), et Robert (7).

---

(1) *Revue méd.,* janvier 1830.

(2) *Gaz. méd.,* 1839, p. 369.

(3) *Gaz. méd.,* 1844, p. 580.

(4) *Gaz. méd.,* 1839, p. 393.

(5) *Journ. de chirurg.,* t. 2, p. 158 ; 1844.

(6) *Gaz. des hôp.,* 1845, p. 258.

(7) *Gaz. des hôp.,* 1847, p. 272.

C'est ici le lieu d'examiner dans quel sens peuvent se faire ces déplacements isolés du cubitus.

En devant ? Cela semble impossible, à cause de la présence de l'olécrâne ; toutefois on concevrait à la rigueur que ce déplacement pût s'effectuer par flexion latérale externe et torsion ; par une sorte de temps d'arrêt dans ce genre de mécanisme lorsqu'il produit la luxation complète en avant sans fracture. Nous n'avons pas d'ailleurs d'exemple de déplacement semblable, mais on peut l'obtenir artificiellement.

En dehors ? Cela est au moins difficile, à cause de la présence du radius ; cependant, si on se rappelle les deux observations que nous avons rapportées de luxation en dehors avec fracture longitudinale de l'humérus (voy. p. 149), on est frappé de ce fait, que le cubitus seul a été déplacé, tandis que le radius est resté dans ses rapports normaux avec l'humérus. C'est donc là ce qu'on pourrait, à la rigueur, considérer comme une luxation isolée du cubitus en dehors.

En dedans ? Il n'en existe pas d'exemple, sauf les deux cas de Léveillé, qui, considérés à ce point de vue, ne supportent pas un instant la critique.

Restent donc les luxations en arrière, qui sont les mieux connues, et sur lesquelles je dois insister particulièrement.

Nous ne considérerons pas tant l'absolue intégrité de l'articulation radio-humérale pour caractériser cette lésion, que la physionomie générale, que l'articulation emprunte de l'élévation du cubitus indépendamment du radius ; et comme cette même physionomie existe quand le radius n'est que très-légèrement porté en arrière, nous ne verrons dans ce dernier déplacement qu'une simple complication de la lésion principale.

Dans cette luxation, l'apophyse coronoïde peut être logée dans la cavité olécrânienne ou reposer simplement sur la trochlée. Il y a donc des luxations *complètes* et des subluxations (luxations incomplètes).

Tels sont les deux cas que nous allons examiner successivement, en y joignant un troisième paragraphe, qui contiendra l'analyse de quelques variétés qu'il est bon de connaître.

Mais quelques mots avant sur le mécanisme général de ces luxations nous paraissent nécessaires.

La théorie de ces déplacements revient toujours, en dernière analyse, à la flexion latérale externe, combinée avec la torsion.

M. Sédillot, dans son mémoire, croit que la torsion seule peut produire cette luxation; mais il convient que, dans ce cas, l'apophyse coronoïde, qui est l'obstacle à vaincre, est ordinairement fracurée.

La flexion externe peut être produite de différentes manières, soit par un choc direct, soit dans une chute sur la paume de la main, comme cela est noté dans toutes les observations, par la seule exagération de l'angle naturel saillant en dedans que forme le coude. Cette flexion entraîne toujours la rupture du ligament interne, ou au au moins sa dilacération.

La torsion provient en général d'un mouvement forcé de pronation, qui, dès que le cubitus est dégagé de la trochlée, l'entraîne en arrière; une chute sur la paume de la main, l'avant-bras étant dans la pronation forcée, comme, par exemple, lorsqu'on cherche à se retenir dans une chute en arrière, est donc une des meilleures conditions pour la production de ces luxations.

Une fois le cubitus dégagé de l'humérus, la luxation sera plus ou moins étendue, c'est-à-dire qu'il y aura luxation ou subluxation, suivant que le cubitus sera plus vivement entraîné en haut ou l'humérus en bas. Le poids du corps suffit en général pour compléter ainsi la luxation. Quand le déboîtement a eu lieu, un premier chevauchement, mais imparfait, se produit, par la simple inclinaison du bord interne du bras vers le bord interne de l'avant-bras, sans rupture du ligament externe; mais, pour que ce chevauchement devienne plus considérable, il est nécessaire qu'il se fasse un mouvement de bascule dont l'articulation radio-humérale est le centre, dans lequel le ligament externe doit être tiraillé et finit par céder.

22

Dans la luxation complète, les deux ligaments latéraux seront donc rompus, au moins très-altérés; dans l'incomplète, l'externe pourra être épargné; l'antérieur et le postérieur seront, dans tous les cas, entamés et dilacérés.

M. Sédillot, qui croit que la torsion seule peut produire la luxation, admet que dans ce cas le ligament interne peut être épargné. Si petite que soit l'ouverture de l'articulation par son côté interne, de manière à permettre le passage de l'apophyse coronoïde en arrière, cette ouverture, qui est en définitive le résultat d'une flexion latérale externe, entraînera toujours une déchirure plus ou moins étendue du ligament interne.

§ Ier. — LUXATION COMPLÈTE EN ARRIÈRE.

Elle est caractérisée par la présence de l'apophyse coronoïde dans la cavité olécrânienne, et souvent accompagnée d'un léger déplacement du radius en arrière. Nous venons de voir comment elle pouvait se produire, et quels désordres devaient exister dans les ligaments.

Les symptômes sont faciles à saisir. L'axe du bras et de l'avant-bras ne sont plus dans les mêmes rapports; l'angle saillant qu'ils forment en dedans est effacé, et même l'avant-bras semble quelquefois former un angle saillant en dehors; l'olécrâne est remonté, par rapport à l'épitrochlée, et fait saillie en arrière. En avant et en dedans, on sent dans le pli du bras la trochlée, qui forme sous la peau une tumeur, au-dessous de laquelle se trouve une dépression; en dehors, on constate que le radius a conservé sa place ordinaire, et qu'on peut faire rouler sa tête sous le doigt, un peu au-dessous de l'épicondyle; enfin le cubitus étant porté en arrière, et le radius restant en place, tout l'avant-bras se trouve avoir subi un mouvement de torsion par lequel sa face antérieure devient un peu interne, et sa face postérieure, externe.

Le membre est raccourci en dedans, et la main, par conséquent, portée dans l'adduction ; l'olécrâne est rapproché de l'acromion, et l'épitrochlée de l'apophyse styloïde cubitale ; en dehors, l'épicondyle et l'apophyse styloïde radiale ont conservé leur distance normale. L'attitude est, comme dans la luxation en arrière, et pour la même raison la flexion, portée plus ou moins loin, mais légère en général, quelquefois même presque l'extension (observ. de M. Sédillot), et de plus, à cause de la torsion de l'avant-bras, celui-ci a de la tendance à se porter en pronation.

Les mouvements de flexion et d'extension, sauf ceux qui sont communiqués, sont impossibles, et ces derniers très-douloureux ; les mouvements de pronation et de supination sont conservés, à cause de l'intégrité de l'articulation radio-humérale.

Les complications qui peuvent survenir sont, le plus ordinairement, la fracture de l'apophyse coronoïde et un léger déplacement du radius en arrière ; puis viennent le gonflement inflammatoire, la déchirure des muscles et de la peau, etc.

Les indications du traitement ont été formulées avec justesse par M. Sédillot. « L'indication la plus importante consiste à repousser en dedans le côté externe du coude, pour faire disparaître l'angle saillant qui résulte du changement de direction de l'avant-bras, et à faire porter en même temps l'extension sur le côté cubital du poignet. »

Il faut donc, le bras étant fixé et l'avant-bras un peu fléchi, tirer sur celui-ci d'arrière en avant et un peu de dedans en dehors, ou, comme le veut A. Cooper, plier le coude sur le genou, en tirant l'avant-bras en bas, et on peut ajouter, un peu en dehors. Le squelette de l'avant-bras devient ainsi un levier du troisième genre, dont le point d'appui est à l'articulation radio-humérale.

OBSERVATION XXXIX (de M. Diday) (1). — Le nommé Thévenot, âgé de quarante-huit ans, a fait de sa hauteur une chute d'abord sur la main, puis sur le coude ; l'olécrâne est très-saillant en arrière, et en haut il dépasse de beau-

_____

(1) *Gaz. méd.*, 1839, p. 393.

coup, dans ce dernier sens, le niveau des tubérosités humérales; la distance de l'épitrochlée à l'os pisiforme était diminuée d'un pouce, celle [de l'épicondyle à l'apophyse styloïde du radius était conservée; mouvements de pronation et de supination conservés, de flexion douloureux et difficiles.

OBSERVATION XL (de M. Robert, communiquée à la Société de chirurgie, le 19 mai 1847) (1). — Il y avait déchirure du brachial antérieur et de l'artère; le malade avait fait une chute sur la paume de la main; l'avant-bras était dans une position intermédiaire à la flexion et à l'extension; l'olécrâne était remonté, et saillant en arrière; on ne sentait point la tête du radius. Sur la pièce, on voit un déplacement complet du cubitus; l'apophyse coronoïde correspond à la cavité olécrânienne, l'humérus semble avoir éprouvé un mouvement de torsion qui a tourné sa face antérieure en dehors, le condyle correspond encore à la facette articulaire du radius, le ligament annulaire est déchiré, ainsi que quelques fibres du ligament latéral externe; il y a dans l'articulation un lambeau flottant de ligament annulaire.

§ II. — SUBLUXATION (*luxation incomplète*).

Voici les points dans lesquels elle diffère de la luxation complète. Elle est plus fréquente, elle existerait même seule, suivant M. Brun, qui, sur 3 cas, n'ayant rencontré que des luxations incomplètes, s'est un peu hâté de conclure.

Le mécanisme est le même, seulement le chevauchement est produit par une cause moins puissante, ou retenu par une résistance musculaire plus grande.

Les symptômes sont pour la physionomie générale absolument les mêmes, sauf que la flexion est plus prononcée, l'inclinaison en dedans moins grande; elle n'est même pas suffisante, suivant M. Brun, pour effacer complétement l'angle saillant en dedans, formé par l'avant-bras et le bras, tandis que dans la luxation complète cet angle est transporté en dehors.

(1) *Gaz. des hôp.*, 1847, p. 272.

L'olécrâne est moins élevé, la distance qui sépare l'épitrochlée de l'apophyse styloïde radiale moins raccourcie.

Le traitement ne diffère sous aucun rapport.

OBSERVATION XLI (de M. Brun) (1). — Fourrier, âgé de quarante-deux ans, tombe de voiture. L'avant-bras gauche est entre l'extension et la flexion à angle droit ; on sent, pendant la pronation, la tête du radius rouler dans sa position normale ; la main est en pronation, l'avant-bras est légèrement dévié en dehors ; l'olécrâne est beaucoup plus saillant en arrière qu'à l'état normal, il n'est remonté que d'un centimètre ; derrière l'épitrochlée, on sent une dépression des plus marquées ; entre l'épitrochlée et l'apophyse styloïde du cubitus, il y a 1 centimètre de moins que du côté droit.

§ III. — VARIÉTÉS.

Voici deux observations qui sont remarquables, la première par une subluxation du radius concomitante, la seconde par le déjettement du cubitus en dedans en même temps qu'en arrière.

OBSERVATION XLII (de M. Malgaigne) (2). — Un enfant de dix ans et demi fit une chute le 5 mai ; trois semaines après, le coude est déformé, beaucoup plus saillant en arrière que de coutume, et placé plus haut ; en avant du cubitus, au contraire, l'extrémité inférieure et interne de l'humérus fait saillie ; on reconnaît très-bien, au toucher, la trochlée ; en arrière et en dehors, on sent le pourtour de la cupule du radius, qui semble un peu plus saillante que celle du côté opposé, mais qui est cependant en rapport avec le condyle huméral par la très-grande partie de sa surface ; l'axe de l'avant-bras, au lieu de former avec celui du bras un angle très-obtus saillant en dedans, est au contraire parallèle à ce dernier et situé un peu au dehors ; le membre supérieur est à peu près rectiligne ; réduction avec l'emploi d'une force de 400 livres.

OBSERVATION XLIII (de M. Sédillot) (3). — Blanchet, âgé de dix ans, tomba,

(1) *Gaz. méd.*, 1844, p. 580.
(2) *Gaz. des hôp.*, 1849, p. 255.
(3) *Gaz. méd.*, 1839, p. 369.

le 15 septembre 1836, sur la main droite étendue. Je trouvai l'avant-bras droit dans une extension presque complète, les mouvements de pronation et de supination s'exécutaient librement; l'avant-bras, au lieu d'être légèrement incliné en dehors de l'axe de l'humérus, est manifestement porté en dedans; le coude présente au dehors une saillie considérable, et un angle rentrant en dedans; le côté interne de l'avant-bras est raccourci, et la main paraît renversée sur son côté cubital; le diamètre entéro-postérieur du pli du bras est augmenté, et le transverse paraît rétréci; le coude est plus volumineux que celui du côté opposé; au côté interne de la face antérieure du pli du bras, on rencontre une saillie volumineuse qui appartient à l'humérus, dont elle est la continuité; derrière cette saillie, on trouve l'olécrâne très-proéminent *et situé plus en dedans* que dans l'état naturel; de l'acromion à l'olécrâne, 3 lignes de raccourcissement; au côté externe, pas de changement dans la position normale du radius. Réduction après seize jours. La réduction n'a pas été complète, le cubitus restant un peu en dedans et en arrière.

3° GENRE. — *Luxation isolée de la tête du radius.*

Comme nous l'avons vu, Hippocrate a probablement décrit les luxations du radius en avant et en arrière sous le nom d'inclinaisons latérales; ailleurs il s'exprime ainsi : « Il arrive que le radius se disjoint du cubitus; le blessé ne peut plus aussi bien étendre ou fléchir le bras. On reconnaît cette luxation en portant la main dans le pli du coude, à l'endroit de la division de la veine : la diastase de deux os fait nécessairement tumeur. » Les commentateurs sont plus explicites. Apollonius de Citium parle manifestement des luxations du radius en avant et en arrière (voy. p. 37), et Galien des luxations en dehors (voy. p. 43).

Oribase, après avoir parlé de la luxation du radius en général, spécifie la luxation en avant : « ubi radius in priorem partem recedat. »

Ces connaissances, abandonnées pendant tout le moyen âge, ne furent reprises qu'à l'époque de la renaissance. Ainsi Fabrice d'Aqua-

pendente, après avoir dit que le radius et le cubitus peuvent se
luxer isolément, ajoute : « Radius prolabi solet, potissimum ad par-
« tem exteriorem : signa sunt quod in exteriore parte tumor ap-
« paret. »

Outre la luxation proprement dite, les auteurs de cette époque
admettent une espèce de luxation, qu'ils appellent élongation (diastase) ; ils disent que cette élongation peut exister entre le radius et
le cubitus (Fabrice d'Aquapendente, Fallope). Fallope (1) accuse
même de ces déplacements les mauvaises positions dans l'utérus, ou
les manœuvres brutales des nourrices qui sont ivres.

Fournier, dans son *Économie chirurgicale*, 1671, résume toutes
ces idées. « Si le rayon est disloqué seul, on peut s'apercevoir, par le
tact, de la séparation qu'il fait d'avec le cubitus, et outre ce, son
éminence se voit en haut, s'il est démis extérieurement, ou en devant, si elle est en devant, ou en arrière, si elle est en arrière, et les
cavités à l'opposite. En quoi il faut noter que la luxation de cet os ne
peut se faire intérieurement, à cause du cubitus qui le soutient....
Si le radius se luxe seul, il se luxe principalement vers l'extérieur...
La luxation incomplète du radius, ou l'élongation, se fait par le relâchement des ligaments, ou par une violente extension, principalement en des sujets jeunes et délicats, laquelle maladie, le plus souvent, se guérit ou se remet facilement » (2).

Ces dernières idées firent fortune ; laissant dans le plus profond
oubli les luxations en dehors, en avant, en arrière, connues de l'antiquité, retrouvées et étudiées par quelques-uns d'entre les modernes, et notamment par Fournier, les chirurgiens, Duverney en
tête, substituèrent l'élongation du radius à sa luxation : Duverney
pose catégoriquement sa conclusion : « que la vraie luxation du radius consiste dans son éloignement de 2 à 3 lignes, suivant la lon-

(1) T. 2, p. 87, in-fol.
(2) *OEconom. chirurg.*, 1671.

geur de l'humérus. Il ne se porte donc pas en dehors ou dans un autre sens, comme on l'a prétendu » (1).

La luxation du radius se perd dans l'élongation qui reste seule sur la scène. Elle ne tarde pas elle-même à disparaître. Nous sommes à la fin du 18e siècle, la tradition a perdu son prestige ; on veut des faits, encore ne les accepte-t-on pas sur témoignage ; on veut les voir et les toucher. C'est l'époque où l'Académie de chirurgie envoie Sabatier, à ses frais, constater une luxation du radius, et où Desault (2) les nie absolument toutes. Voilà l'opinion qui a cours, qui fait autorité pendant un demi-siècle. Et cependant les faits, la première des autorités, se font jour peu à peu et malgré tout. Dès 1786, Rouyer (3) présente à l'Académie de chirurgie un mémoire qui fut couronné, mais non imprimé, et qui est par conséquent tombé dans l'oubli. Dans ce mémoire, la luxation en avant et en arrière du radius est établie. Quatre observations sont citées, dont trois appartiennent à la luxation en avant, et une à la luxation en arrière. En 1787, Bottentuit fait soutenir une thèse aux écoles de chirurgie (4), dans laquelle il est établi que les luxations du radius, que l'on a coutume d'observer chez les enfants, s'accompagnent ordinairement d'un déplacement en arrière et en dehors. En 1789, Pinel (5) arrive à la même conclusion ; et en 1809, Martin (de Lyon) (6), revenant encore sur ce sujet, constate que dans ces mêmes luxations des enfants, « l'extrémité du radius, sans rompre ordinairement le ligament annulaire, se place sur la petite surface plane que présente la partie supérieure externe du cubitus : elle perd ses rapports avec la petite tête de l'humérus,

---

(1) *Traité des maladies des os*, t. 2, p. 182 ; 1751.

(2) Desault, mémoire lu à l'Académie de chirurgie en 1777, reproduit dans son journal, t. 1, p. 78 ; 1791.

(3) *Journ. gén. de méd.*, avril 1818.

(4) *Dissertatio anat. chir. de radii extrem. sup. dimotione* ; 1787.

(5) *Journ. de physique de Rozier*, t. 35, p. 457 ; 1789.

(6) *Journ. gén. de méd.*, t. 34, p. 355 ; 1809.

et vient se fixer en arrière de la petite tubérosité de cet os. Décidément les luxations en arrière sont acceptées, et en 1814, Boyer (1), cet héritier direct de la tradition de Desault, est obligé de les reconnaître ; mais il continue à repousser de toutes ses forces la luxation en avant. Celle-ci cependant trouve aussi des défenseurs. Les trois faits rapportés par Rouyer en 1786 n'avaient pas fait grande sensation. Richerand toutefois, dans la 1ʳᵉ édition de sa *Nosographie chirurgicale*, en 1805, admet sans contestation son existence ; seulement il la regarde comme moins fréquente que la luxation en arrière. En 1814, Monteggia (2), en 1816, Delpech (3), ne la mettent plus en doute ; enfin viennent, en 1818, la notice de Rouyer (4), qui reprend son mémoire de 1786 ; puis les sept observations d'A. Cooper (5), l'observation de M. Willaume (6) en 1828, et les deux de Dugès (7) en 1831. Ces dernières se rapportent encore aux luxations produites chez les enfants, et dans les deux cas le déplacement était manifestement en avant. A partir de ce moment, les faits s'accumulent.

Vers la même époque, Ast. Cooper (loc. cit.) démontre la possibilité de la luxation en dehors, négligée depuis si longtemps. Et enfin, la luxation incomplète des enfants sans déplacement appréciable, celle qui, entre les mains de Duverney, avait failli détrôner toutes les autres, et qui, en présence de cette masse de faits dans lesquels le déplacement avait été bien et dûment constaté, était retombée dans l'oubli, reparaît à son tour, grâce aux travaux de MM. Goyrand (8).

(1) *Traité des maladies chirurg.*, t. 4.

(2) *Institut. chir.*, t. 5.

(3) *Malad. rép. chir.*, t. 3.

(4) *Journ. gén. de méd.*, avril 1818.

(5) *Traité des luxations.*

(6) *Arch. gén. de méd.*, t. 16 ; 1828.

(7) *Journ. hebdom.*, t. 4, p. 193 ; 1831.

(8) Goyrand, *Gaz. méd.*, 1837 ; *Ann. de chir.*, t. 5, p. 129 ; 1842.

L'élan est donné, et de toutes parts affluent des faits à l'appui de toutes ces opinions.

Chose singulière ! la luxation en arrière, la seule admise du temps de Boyer, est la plus pauvre en observations. Serait-ce à dire, et cela semble d'accord avec le peu de mention qui en est fait chez les anciens, qu'elle est plus rare que la luxation en avant ? Ne nous hâtons pas de conclure. Sous l'empire des idées de Boyer, on n'a peut-être noté que les cas qui contredisaient son opinion, et omis tous ceux qui s'y rapportaient (1).

Quoi qu'il en soit, les travaux et les observations d'Ast. Cooper, de Monteggia, de Léveillé, de Richerand, de Chelius, et de M. Debruyn ; de MM. Jousset, Gerdy, Danyau, Colson, etc., ont singulièrement éclairé l'histoire de la luxation en avant (2).

Les observations de M. Adams (3), de M. Gerdy (4), de M. Nélaton (5), ont complétement démontré la luxation en dehors.

Enfin les observations de MM. Gardener (6), Collier (7),

---

(1) Observations de luxation en arrière : Martin (de Lyon), Rouyer, Boyer, déjà citées ; Ast. Cooper, Stacquez, *Gaz. méd.,* 1841, p. 619 ; Danyau, *Ann. de chir.,* t. 2, 1841.

(2) Observations de luxation en avant : celles de Rouyer, de Willaume, d'Ast. Cooper, de Dugès, déjà citées ; celles de M. Jousset, *Gaz. méd.,* 1833, p. 212 ; de M. Gerdy, *Arch. gén. de méd.,* 2e série, t. 7, p. 149 ; 1835 ; de M. Nivet, *Arch. gén. de méd.,* 2e série, t. 2 ; de M. Alliot, *Gaz. méd.,* 1846 ; de M. Stacquez, *Bull. de la Soc. de méd. de Gand,* 5e liv., t. 5 ; 1841 ; de M. Danyau, *Ann. de chir.,* t. 2, p. 72 ; 1841 ; *Mém. de la Soc. de chir.,* t. 2, p. 72 ; un cas dans la *Gaz. méd.,* 1846, p. 589 ; de M. Robert, *Gaz. des hôp.,* 1847, p. 177 ; de M. Colson, *Mém. de la Soc. de chir.,* t. 2, p. 72 ; de M. Starck, *Arch. gén. de méd.,* 4e série, t. 16 ; de M. Malgaigne, *Revue médico-chirurg.,* t. 8, p. 117 ; 1850 ; de M. Hilton, *Bull. de thérap.,* t. 38, p. 113 ; 1850, et deux pièces déposées au musée Dupuytren, nos 732, 733.

(3) Littré, *OEuvres d'Hippocrate,* t. 3.

(4) *Arch. gén. de méd.,* t. 7, p. 161 ; 1835.

(5) *Traité de pathologie,* t. 2.

(6) *Gaz. méd.,* 1848, p. 664.

(7) *Gaz. méd.,* 1837, p. 40.

Rendu (1), Perrin (2), P. Boyer (3), et un article critique très-remarquable de M. Malgaigne (4), viennent s'ajouter au mémoire de M. Goyrand pour compléter l'histoire de la luxation incomplète par distension sans déplacement appréciable.

Un mot d'abord sur les causes et le mécanisme des luxations du radius.

Une cause prédisposante exerce une grande inflence sur ce genre de luxations; leur grande fréquence pendant l'enfance les a fait longtemps considérer comme l'apanage exclusif de cet âge.

On a considéré, en effet, qu'à cette époque les ligaments étaient plus lâches, moins fortement fixés aux os, qu'ils avaient en outre alors la propriété de s'étendre graduellement sous une pression continue, que la cupule du radius et la petite tête de l'humérus, plus élargies et moins exactement arrondies, permettaient plus facilement le glissement de l'une sur l'autre ; que la petite cavité sigmoïde était moins étendue, ce qui rendait l'union des os plus faible ; que le ligament annulaire était proportionnellement plus long et moins résistant, et les os enfin moins tordus sur eux-mêmes, ce qui donne une forme régulière à l'espace interosseux et facilite l'étendue des mouvements (Martin, de Lyon, Boyer).

Joignons à toutes ces causes l'habitude que l'on a de soulever les enfants par l'avant-bras.

Maintenant, par quel mécanisme ces luxations s'opèrent-elles? Les théories de déplacement applicables aux luxations du radius sont au nombre de quatre : 1° le glissement, 2° la flexion latérale interne, 3° la torsion , 4° l'écartement.

1° Le glissement , toutes les fois qu'un choc direct appliqué im-

---

(1) *Gaz. méd.*, 1841, p. 301.

(2) *Journ. de chir.*, t. 1, p. 135; *Revue médico-chir.*, t. 3, p. 145; 1849.

(3) Note à la 7ᵉ édit. de Boyer.

(4) *Journ de chir.*, t. 1, p. 135.

médiatement sur la tête du radius la pousse soit en avant, soit en arrière.

2° La flexion latérale interne. Je suppose un choc appliqué au côté interne du coude, une flexion déterminée en ce point par une cause quelconque : le premier effet, quand il n'y a pas de fracture, est de séparer les surfaces huméro-radiales ; le deuxième, de briser le ligament latéral externe ; le troisième, de tirailler le petit muscle supinateur, et d'attirer la tête du radius en dehors.

Alors il peut se présenter deux cas : ou le liga met annulaire est rompu, et pour peu que la violence agisse sur le radius, il peut être entraîné en dehors, en avant, en arrière ; ou bien le ligament annulaire n'est pas rompu. Dans ce dernier cas, il quitte la tête du radius pour venir embrasser son col, ce qui, comme nous l'avons vu, rend possible entre les deux os un écartement de 7 millimètres environ. Cet écartement est suffisant pour permettre au radius de passer en avant du condyle dans la flexion (luxation antérieure), et en arrière dans l'extension (luxation postérieure), sans rupture du ligament annulaire.

3° La torsion, qui comprend la pronation et la supination. La pronation forcée amène des résultats qui ont été diversement interprétés. Suivant la plupart des auteurs, la pronation forcée produit la luxation en arrière. Bottentuit et Pinel (loc. cit.), qui ont insisté sur ce fait, attribuaient ce résultat à un effet mécanique. Dans la pronation forcée, les deux os de l'avant-bras se rencontrent, le cubitus fournit un point d'appui au radius ; celui-ci, étant emporté par son extrémité inférieure en avant et en dedans, doit, en agissant sur son point d'appui comme un levier, être emporté dans un sens opposé par son extrémité supérieure, c'est-à-dire en arrière et en dehors.

Cette opinion repose sur une erreur d'anatomie ; nous avons, en effet, montré, dans nos considérations anatomiques, que cette rencontre des deux os n'avait jamais lieu. Mais son origine a été négligée par les auteurs qui suivirent, Martin (de Lyon), Boyer, et elle a été acceptée sans contestation.

Eh bien, l'erreur physiologique n'est pas moindre que l'erreur anatomique. Lorsque sur un bras dépouillé de ses muscles, et j'ai fait mes expériences sur des bras d'enfant et sur des bras d'adulte, on force la pronation, voici l'ordre des phénomènes que l'on observe. A l'état naturel, le radius tombant à côté du cubitus, il y a relâchement dans les ligaments de l'articulation radio-cubitale, et séparation facile des deux surfaces articulaires dans une limite de 2 à 3 millimètres. Dès que le bras est porté en pronation, les ligaments se tendent, la tête radiale fait saillie en avant, et au lieu de s'écarter de l'humérus, elle semble être entraînée par une force qui vient l'appliquer contre le condyle de cet os. Si on déploie une plus grande force, les ligaments externes et annulaires sont tiraillés; la tête du radius fait une très-forte saillie en avant, et est probablement, par le rebord de sa cupule, vigoureusement maintenue contre le condyle. Si la pronation est encore exagérée, le ligament annulaire cède par sa partie antérieure, et la tête du radius s'échappe en avant. En ouvrant l'articulation, on constate en outre que le ligament que nous avons décrit sous le nom de *ligament carré radio-cubital* est éraillé à sa partie postérieure.

Ainsi, contrairement à l'opinion des auteurs que nous avons cités précédemment, nous croyons pouvoir établir que la pronation forcée détermine le rapprochement du radius et de l'humérus, et le dégagement du radius en avant.

Ce dernier résultat avait du reste d'ailleurs été démontré déjà par M. Bonnet et par M. Filugelli, de Venise (1). Suivant ce dernier, les os se croisent dans la pronation; le radius passe en dedans du cubitus à sa partie inférieure. Une pronation forcée tend à pousser en dedans aussi sa partie supérieure et peut produire la luxation en avant; elle la produit d'autant mieux qu'elle se combine avec la flexion.

(1) Bonnet, *Mal. art.*, t. p. 599 ; Filugelli, *Revue médico-chir.*, t. 3, p. 175.

. La supinalion forcée n'a pas été mieux appréciée dans ses résul-
tatsn ; on a cru longtemps qu'elle produisait la luxation en avant.
Boyer, qui niait l'existence de cette dernière, ajoutait : « Le mouvement de supination forcée qui serait nécessaire pour cela est empê-
ché. » Quand on a admis la luxation, on a admis le mécanisme. « La
luxation de l'extrémité supérieure du radius sur le cubitus se produit quand la main est renversée avec violence dans la supination
(A. Bérard et J. Cloquet) » (1). Eh bien ! il est de toute impossibilité
de produire la luxation en avant par ce mécanisme. Je n'ai pu y
arriver, non plus que M. Rendu (2) et M. Filugelli (loc. cit.). Suivant
M. Filugelli, « on ne peut de cette manière, même en divisant le
ligament interosseux et antérieur, obtenir la luxation. » M. Rendu
va plus loin : « Un mouvement de supination forcée peut, dans quelques cas, produire la luxation de l'extrémité supérieure du radius
en arrière. » J'avoue que je n'ai jamais obtenu ce dernier résultat.

4° L'écartement. « La pression, dit Duverney (3), que fait sur l'os
du coude la partie inférieure du rayon, qui est grosse, oblige sa
partie supérieure, qui est petite, de sortir de sa capsule, et voilà la
vraie luxation du radius, qui consiste dans son éloignement de 2 à
3 lignes, suivant la longueur de l'humérus. » Pinel (4) s'est chargé
d'élucider cette phrase un peu obscure. Dans un mouvement violent
d'adduction de la main, ou de tiraillement suivant son bord externe,
une traction est exercée sur l'apophyse styloïde du radius ; celui-ci
devient alors un levier qui appuie et bascule sur la petite tête du
cubitus, et tend par son autre extrémité à se dégager en dehors et
en bas. Que ce soit cet effet de bascule ou un simple effet de traction directe, le fait reste, et dans les mouvements indiqués, à savoir,

(1) *Dictionn. de méd.* en 30 vol., t. 9, p. 235.
(2) *Gaz. méd.*, 1841, p. 311.
(3) *Traité des maladies des os*, t. 2.
(4) Loc. cit.

l'adduction de la main et le tiraillement de son bord externe, l'extrémité supérieure du radius se sépare de quelques millimètres du condyle de l'humérus, mais sans se porter visiblement en dehors. Pour que cet écartement s'accomplisse, il est nécessaire que préalablement le membre ne soit ni *dans un état forcé de pronation ni dans un état forcé de supination.*

C'est à ces cas seulement qu'est applicable le mécanisme suivant, indiqué par Monteggia (1). « Il arrive qu'avec le pouce nous déprimons la main et la dernière extrémité de l'avant-bras, tandis qu'avec les doigts nous élevons en sens contraire la partie voisine de l'avant-bras; le radius fait l'office d'un levier du troisième genre. » Ce mécanisme, qui selon lui produit la luxation en avant alors que le bras est dans la supination, est également applicable à la luxation en arrière, lorsque l'avant-bras est saisi dans la pronation, que le membre est pour ainsi dire tourné sur son axe, et que les doigts se trouvent ainsi appliqués à la face antérieure du radius, qu'ils soulèvent d'avant en arrière. On produit ainsi la luxation en avant dans l'état de supination, et la luxation en arrière dans l'état de pronation, mais non pas, et c'est une distinction qu'il faut bien établir, la première, par la supination forcée, et la seconde, par la pronation forcée.

Après ces considérations générales sur le mécanisme des luxations du radius, nous allons étudier successivement : 1° la luxation en arrière, 2° la luxation en avant, 3° la luxation en dehors, 4° la luxation incomplète ou sans déplacement apparent.

---

(1) *Institut. chir.,* t. 5.

ARTICLE Iⁿ.

Luxation en arrière.

Les faits dont nous pourrions appuyer cette description ne sont pas très-nombreux ; cependant Rouyer, dans sa notice, en a cité trois exemples ; Martin (de Lyon), dans son mémoire, cinq ou six, dans lesquels le déplacement a été bien évidemment reconnu ; Boyer en a rapporté deux cas, A. Cooper un autre, M. Stacquez un également, et un dernier a été observé par M. Danyau (1).

Enfin, à ces diverses observations, on en peut joindre quelques autres encore, mais qui présentent des particularités tellement remarquables que nous devrons les étudier à part à titre de variétés ; je veux parler de ces cas de luxations anciennes dans lesquelles le radius a augmenté de volume, relativement au cubitus.

Cette luxation se produit ou bien par un choc direct qui pousse la tête du radius en arrière, ou bien lorsqu'une violence quelconque, saisissant l'avant-bras dans la demi-pronation, fait basculer la tête du radius en arrière. C'est ce qui a lieu dans tous les cas de luxation en arrière produits en soulevant les enfants par l'avant-bras dans la pronation ; je trouve un exemple de ce mécanisme, opérant d'une manière différente, dans une observation que j'ai recueillie à la consultation de M. Michon (hôpital de la Pitié).

OBSERVATION XLIV. — Le nommé Anse, âgé de dix-neuf ans, est tombé, il y a quinze jours, d'une balançoire; dans sa chute, le bras, en pronation, s'est trouvé engagé sous son corps, et le choc a porté sur la face antérieure et moyenne de l'avant-bras, où il reste les traces d'une ecchymose; douleur à l'instant même, gêne des mouvements, demi-flexion et pronation forcée. Le malade s'est confié à un rebouteur, qui a exécuté des mouvements d'extension et de

(1) Voy. la note 1 de la page 178.

coaptation. Les mouvements sont revenus en partie, mais il existe toujours de la gêne.

Aujourd'hui 26 juin 1850, les mouvements sont possibles dans tous les sens; ceux de flexion complète et d'extension complète sont un peu gênés; la pronation et la supination s'accomplissent, mais encore avec un peu de douleur; il n'y a raccourcissement du membre dans aucun sens ; on sent en arrière, au niveau du condyle, en dedans de l'épicondyle, une petite tumeur saillante, roulant sous le doigt dans la pronation, et qui est évidemment la tête du radius débordant un peu en arrière sa position ordinaire. Il est probable que la luxation a été complète, et que la subluxation qui reste n'a été produite que par les efforts de réduction.

Anatomie pathologique. — La tête du radius est placée en arrière du condyle ; elle a quitté la petite cavité sigmoïde, presque toujours complétement, quelquefois incomplétement, comme nous venons de le voir.

La seule pièce disséquée dont il soit fait mention constate que le ligament annulaire était déchiré (A. Cooper). Martin, de Lyon, croit qu'il est ordinairement intact. Boyer prétend que lorsque la luxation arrive par simple pronation forcée, le ligament peut ne pas être rompu ; j'ai obtenu, en effet, plusieurs fois artificiellement la luxation du radius en arrière sans rupture du ligament annulaire, mais toujours alors avec rupture du ligament externe et abaissement du ligament annulaire au niveau du col du radius.

Symptômes. — On constate dans le pli du bras, au-dessous du condyle, un enfoncement et une corde tendue, le biceps ; en arrière, au niveau du condyle, une saillie quelquefois très-prononcée qui roule sous les doigts pendant la pronation.

Il y a raccourcissement du bord externe de l'avant-bras, que l'on peut constater en mesurant de la distance qui s'étend de l'épicondyle à l'apophyse styloïde radiale.

L'attitude est la suivante : légère flexion et pronation, sauf peut-être le cas où la luxation est due à une cause directe.

24

Les mouvements de flexion et d'extension sont très-bornés ; de supination et de pronation , impossibles.

Le diagnostic est facile avant l'apparition du gonflement ; le pronostic est toujours assez grave, à cause de la fréquence de l'irréductibilité. Il arrive très-souvent que ces luxations ont de la tendance à se reproduire (Boyer, Monteggia).

Traitement.— Tous les auteurs qui ont traité de cette luxation sont d'accord pour le traitement. Le malade étant placé comme il convient, un aide fixe le bras , un autre ramène l'avant-bras dans la supination, puis pratique l'extension. Le chirurgien, placé de manière à embrasser l'articulation avec ses mains, en appuyant ses pouces sur le radius, procède à la coaptation. Martin (de Lyon) remplaçait ce troisième temps par la flexion brusque , quand l'extension avait été portée assez loin.

OBSERVATION XLV (de Boyer). — Dans un enfant de douze ans, fort maigre, sur lequel j'ai observé cette luxation, la tête du radius, en se portant en arrière, avait parcouru un si grand espace, que la peau portait des marques évidentes de la distension qu'elle avait éprouvée.

OBSERVATION XLVI (de M. Danyau) (1). — Le jeune L..., présenté à moi le 23 septembre 1840, cinq semaines après une chute sur le coude. A la première vue, je reconnus une luxation de l'extrémité supérieure du radius en arrière. La saillie formée par l'extrémité osseuse était assez superficiellement placée pour qu'on pût, à travers les parties molles, en reconnaître la forme ; le doigt s'enfonçait dans la dépression supérieure, et sentait facilement le bord arrondi sur lequel se continue le cartilage ; les mouvements de pronation et de supination, imprimés à la main, se communiquaient parfaitement à la saillie osseuse ; la flexion et l'extension étaient difficiles et douloureuses, la main était dans la pronation. La réduction fut tentée et péniblement obtenue.

C'est à la luxation du radius en arrière que se rapportent certa ;

---

(1) *Ann. chir.*, t. 2 ; 1841.

faits dans lesquels, avec la luxation du radius, coïncide un grand développement du corps de cet os. Le doute qui plane sur l'origine de
ces déplacements nous fait un devoir de les enregistrer, et si, pour
notre part, nous ne pouvons résoudre la question, de fournir du
moins les éléments de la discussion. Voici l'analyse de ces faits :

OBSERVATION XLVII. — M. Loir (1) montra, en 1830, à Dupuytren un cas
dans lequel les deux radius, luxés en arrière, étaient très-développés par rapport au cubitus, et dépassaient d'un pouce le niveau de l'articulation. On ajoute
que Dupuytren se rappelait avoir vu un cas absolument semblable, et qu'il attri-
buait, du reste, ce double résultat à une double luxation congénitale.

OBSERVATION XLVIII. — M. Cruveilhier a publié deux cas analogues, mais
dans lesquels la lésion n'existait que d'un seul côté (2).
Dans les deux cas, la tête et le col du radius, déformés, amincis, remontent
en arrière de l'humérus jusqu'au niveau de l'olécrâne. Les extrémités inférieures
ou carpiennes des deux os restent néanmoins sur la même ligne; il y a allongement plutôt qu'ascension du radius.

OBSERVATION XLIX. — M. Deville a montré à la Société anatomique (3) une
pièce recueillie sur un vieillard, dans laquelle « le radius se recourbe de manière
à former une convexité externe très-marquée... La courbure existe dans toute
l'étendue de l'os... L'extrémié supérieure du radius n'est pas en rapport avec le
condyle huméral ; elle est luxée en haut et en dehors, et remonte à plus de
4 centimètres au-dessus de l'articulation du coude... Le cubitus manque en
grande partie, il ne reste qu'un fragment de l'épiphyse inférieure, et toute l'épiphyse supérieure continue avec un fragment de 5 à 6 centimètres de long de la
diaphyse. Entre ces deux extrémités, les deux tiers environ du cubitus manquent
et sont remplacés par un gros cordon fibreux. »
M. Deville pense que cette lésion est le résultat d'un accident survenu durant
la vie intra-utérine, qui aurait produit une fracture du cubitus et la luxation du
radius.

(1) *Journ. hebdom.*, t. 7, p. 45; 1830.
(2) *Atlas d'anat patholog.*, pl. 3 et 4, 3ᵉ livraison.
(3) *Bull. de la Soc. anat.*, 1849, p. 153.

OBSERTATION L. — Dans le bulletin de la Société anatomique de 1852 (1),
on trouve aussi une observation très-remarquable de M. P. Dubois : «L'extrémité supérieure du cubitus était hypertrophiée, plus volumineuse que celle du
côté opposé... La tête du radius était reportée en haut et en arrière ; elle remontait d'un centimètre et demi environ au-dessus de sa position ordinaire. La totalité
de l'extrémité supérieure du radius était atrophiée ; les os de l'avant-bras offraient
une disposition curieuse. Supérieurement, les deux os étaient complétement sou-
dés à partir du point où cesse l'espace interosseux ; au-dessous de cette soudure,
chacun des deux os n'était pas moins remarquable. Le cubitus était mince, droit,
comme atrophié; le radius, épais, volumineux, évidemment hypertrophié, passant en sautoir au-dessus du cubitus, et arqué dans son milieu. Les deux os se
terminaient inférieurement au même niveau et s'articulaient normalement avec
les os du carpe.»

OBSERVATION LI. — En 1852, M. Verneuil a publié aussi une observation
qui offre beaucoup d'analogie avec la précédente (2). «L'humérus est normalement conformé, mais le petit condyle n'existe plus... L'extrémité supérieure du
cubitus n'offre ni déformation ni augmentation de volume ; seule, la petite cavité
sigmoïde a disparu... Normalement développé depuis l'extrémité carpienne jusqu'à la tubérosité bicipitale, le radius a au contraire perdu le tiers de son volume dans la portion supérieure qui comprend son col et sa tête. Cette dernière
n'est plus représentée que par un tubercule osseux qui, placé derrière le vestige
du petit condyle huméral, atteint à peine la partie moyenne de la grande cavité
sigmoïde. Le radius paraît un peu arqué à sa partie moyenne... Les deux os de
l'avant-bras sont en pronation forcée. Depuis le sommet de sa tête jusqu'à la réunion de son tiers supérieur avec son tiers moyen, le radius est soudé avec le
cubitus.» Pour M. Verneuil, cette lésion n'est pas le fait d'une luxation congénitale, ou mieux *originelle*, comme il dit, mais résulte d'un traumatisme subi dau
le jeune âge.

OBSERVATIONS LII-LIII. — Enfin nous ajouterons à ces faits deux dernières
observations dont il est fait mention dans l'article *Coude* de la *Cyclopædia* de
Todd et Bowman (3).

_____

(1) *Bull. de la Soc. anat.*, 1852, p. 67.

(2) *L'Union médicale*, 1852, p. 421.

(3) *Cyclopædia*, t. 2, p. 75.

Dans le musée du Collége royal des chirurgiens d'Irlande, existe une pièce dans laquelle la cavité sigmoïde du cubitus, comme élargie, embrasse toute l'extrémité inférieure de l'humérus ; la tête du radius, moins développée, est située derrière le plan du condyle. Le col du radius, dirigé en arrière, a deux fois sa longueur naturelle, et remonte le long du cubitus, près de l'extrémité de l'apophyse olécrâne. Il existe à peine un intervalle osseux ; les os paraissent très-intimement unis entre eux.

Sandifort (1) rapporte également un cas dans lequel les os de l'avant-bras étaient ankylosés ; la tête du radius était luxée complétement en arrière, et la cavité sigmoïde embrassait aussi toute l'extrémité inférieure de l'humérus.

Résumons ces faits. Un seul cas, le plus incomplétement décrit, dans lequel la lésion existe simultanément sur les deux bras. Dans tous on constate, 1° une atrophie de l'extrémité supérieure du radius, 2° un accroissement dans sa longueur totale ; dans quatre cas, une soudure des deux os, surtout à leur partie supérieure ; dans trois, l'augmentation de volume de l'extrémité supérieure du cubitus, et dans un, la disparition d'une partie du cubitus.

Quelle signification peut-on donner à de semblables faits ? Presque tous les auteurs les considèrent comme des luxations congénitales. Cette conclusion ne me paraît pas si évidente, qu'elle ne puisse au moins être contestée.

D'abord établissons une distinction ; une luxation peut être congénitale et être traumatique. Elle ne diffère alors des luxations ordinaires que parce qu'elle a surpris l'enfant dans le sein de sa mère, peut-être quelques jours seulement avant sa naissance, et ne mérite véritablement pas alors d'en être séparée. Mais on désigne aussi sous le nom de *luxations congénitales* des déformations originelles, qui remontent jusqu'au développement de l'embryon lui-même et qui tiennent à un trouble survenu dans ce développement. Ces luxations ou déformations méritent, sous tous les rapports, de former une classe spéciale. Ce sont celles-là que nous désignerons sous le nom de *luxa-*

---

(1) *Mus. anat.*, tab. 103, f. 3.

tions originelles, par opposition aux luxations qui sont la suite d'un accident, et que l'on peut appeler *acquises* ou *traumatiques*.

Transportée sur ce terrain, la question me paraît plus aisée à résoudre.

En effet : 1° les luxations originelles sont rares, et l'espèce de luxation que nous étudions semble assez fréquente.

2° Elles frappent, en général, systématiquement les deux côtés du corps. Le seul cas de Dupuytren, celui sur lequel nous avons le moins de renseignements, offrait ce caractère.

3° Elles n'expliquent ni l'atrophie de l'extrémité supérieure du radius par opposition à l'hypertrophie de son corps, ni la soudure des deux os, ni l'hypertrophie de l'extrémité supérieure du cubitus, ni enfin l'atrophie du corps de cet os et sa disparition même dans un cas.

La plupart de ces phénomènes semblent attester, au contraire, que les os ont été surpris, à un moment de leur existence, par une cause accidentelle qui a troublé leur mode de nutrition et d'accroissement.

Dans le petit nombre de faits que nous considérons, on voit poindre une sorte de loi de balancement dans le développement des deux os de l'avant-bras, qui aura besoin d'être confirmée par des observations ultérieures, et qui nous paraît être celle-ci : en même temps que la partie supérieure du radius s'atrophie et que sa partie inférieure s'hypertrophie, un rapport inverse s'établit dans le cubitus ; la partie supérieure s'hypertrophie et l'inférieure s'atrophie. Que si nous analysons les phénomènes d'où ressort cette loi, nous voyons que, sur le radius, la partie supérieure, devenue inutile, tend à s'effacer, et comme si toute l'action nutritive se reportait alors sur le reste de l'os, que celui-ci prend un développement plus considérable ; que sur le cubitus, la partie supérieure, ayant au contraire à suffire à toute l'articulation, appelle un surcroît de nutrition, qui se fait aux dépens de sa partie inférieure. Dans les luxations vraiment originelles, on ne retrouve pas ces inégalités de développement ; les os sont en général atrophiés tout d'une venue et pour ainsi dire uniformément.

De même que ces inégalités dans l'accroissement en longueur semblent être la trace d'un trouble subit apporté dans la nutrition régulière des deux os, de même leur soudure semble indiquer un changement de rapport accidentel. Deux os se développent isolément ; s'ils viennent à être déplacés, rapprochés, mis et maintenus en contact anormal, à l'époque où ils sont encore loin d'avoir atteint leur développement en épaisseur, où ils sont encore mous et cartilagineux, qu'arrivera-t-il ? Suivant une ingénieuse comparaison de M. Verneuil, il arrivera ce que l'on voit tous les jours entre deux branches d'arbre jeunes, molles et flexibles encore, mises dans les mêmes conditions : ils se souderont, et bientôt ne feront plus qu'un même corps ; et ils se souderont d'autant plus facilement que la violence extérieure aura pu déterminer des dénudations et des déchirures du périoste. Les ankyloses sont rares dans les lésions congénitales, surtout dans les luxations. Les pieds-bots eux-mêmes, dans lesquels les os nombreux du pied sont serrés les uns contre les autres, pressés, déformés, ne se soudent pas entre eux. Pourquoi y aurait-il une exception en faveur du coude ?

Enfin, quant à l'absence du cubitus dans l'observation de M. Deville, M. Deville a lui-même établi qu'elle ne pouvait guère être due qu'à une fracture du cubitus produite par la même violence que la luxation du radius, fracture qui ne se serait pas consolidée, et dont les fragments se sont trouvés séparés par le développement même du membre. Cette observation nous enseigne même qu'à cette époque, où le développement est très-peu avancé, il est difficile qu'une violence capable de luxer le radius ne retentisse pas en même temps sur le cubitus, ce qui nous est un motif de plus de supposer que la soudure des deux os, dans les cas où elle se présente, doit être rapportée à une cause accidentelle.

Sans pouvoir affirmer d'une manière positive que cet ordre de lésions n'appartient pas aux malformations originelles, nous croyons donc infiniment probable qu'elles sont le résultat de causes mécaniques, mais qu'elles ont été produites à une époque très-reculée de l'extrême jeunesse, peut-être même dans le sein de la mère, alors que les os sont dans la période la plus active de leur accroissement et de leur ossification.

ARTICLE II.

Luxation en avant.

Les observations qui constatent son existence sont aujourd'hui tellement nombreuses qu'il est inutile de les compter.

Elle peut se produire : 1° par la pronation forcée, 2° par une chute sur le bras dans la pronation ; 3° par un mouvement de bascule imprimé à l'os d'avant en arrière, lorsque le bras est saisi dans la supination et non point par la supination forcée ; 4° par une impulsion directe.

Anatomie pathologique. — La tête du radius est portée en avant, quelquefois un peu en dedans ; le ligament antérieur est rompu. Suivant Ast. Cooper, le ligament externe et le ligament annulaire sont rompus. MM. Gerdy et Beaugrand (1) pensent, dans un cas dont ils rapportent l'observation, « que le ligament latéral externe était dirigé en avant avec le ligament annulaire, accompagnant le col de l'os ; mais que ces ligaments n'étaient point rompus ou ne l'étaient qu'en partie. » Pour nous, nous ne comprenons pas le déplacement isolé du radius avec conservation simultanée de ces deux ligaments. Ou le ligament annulaire est rompu, comme cela arrive quelquefois dans la luxation en avant produite par la pronation, le ligament externe peut alors être intact ; ou le ligament annulaire est conservé,

_____

(1) *Arch. gén. de méd.*, 2ᵉ série, t. 7.

mais alors le ligament externe est rompu, ce qui permet à l'annulaire de descendre sur le col et au radius de s'écarter de 7 millim. du cubitus, écartement qui est suffisant pour permettre la luxation. Sur deux pièces que possède M. Debruyn, sur une pièce qui appartient à M. Danyau, sur deux pièces déposées au musée Dupuytren, l'une donnée par M. Prestat, sous le n° 733, l'autre sans nom d'auteur, sous le n° 732, enfin dans une observation publiée dans ces derniers temps par M. Hilton (1), notre assertion peut être confirmée; le ligament externe n'existe plus, mais l'annulaire est conservé (fig. 7).

Symptômes. — Tous les observateurs sont d'accord sur les points suivants : en arrière, dépression en dehors du cubitus, sous la petite tête de l'humérus que le doigt peu sentir ; dans le pli du coude, tumeur en avant et en dedans de l'épicondyle, et que l'on reconnaît pour être la tête du radius.

Le côté externe de l'avant-bras est raccourci, ce qui fait que la main est inclinée dans le sens de l'abduction ; le biceps n'est pas tendu. Le bras est à demi fléchi entre la supination et la pronation. A l'époque où l'on croyait que cette luxation était due à une supination forcée, tous les auteurs donnaient comme signe essentiel la supination, ce qui est faux. Dans toutes les observations que j'ai parcourues, la position oscille entre la demi-pronation et la pronation forcée ; les mouvements sont gênés. La flexion ne peut être portée au delà de l'angle droit; à ce point, il y a rencontre entre la tête du radius et la face antérieure de l'humérus. Cette rencontre, qui se fait quelquefois avec bruit et en donnant la sensation d'un choc, limite nécessairement la flexion ; la réduction est souvent impossible, plus souvent encore difficile à maintenir (observations de MM. Danyau, Robert, etc.).

---

(1) *Bull. de thérap.*, t. 30, p. 113; 1850.

Les règles de la réduction sont faciles à saisir : faire l'extension, la contre-extension, en inclinant la main du côté cubital et en maintenant le membre un peu fléchi, selon le précepte général que nous avons donné ; les deux mains du chirurgien embrassent le coude en arrière et appuient avec le pouce sur la tête du radius. Lorsque le déplacement a de la tendance à se produire, M. Nélaton conseille de placer un tampon dans le pli du coude.

Ne pourrait-on pas avec avantage employer l'attelle cubitale dont Dupuytren se servait dans la fracture de l'extrémité du radius, et qui a pour effet de porter la main dans l'adduction et d'exercer une traction permanente sur le radius ?

Voici une observation de M. Robert (1) qui est remarquable à deux points de vue : 1° parce qu'elle présente une variété de déplacement de la tête du radius en avant et un peu en dehors, 2° parce qu'elle offre un exemple d'irréductibilité.

OBSERVATION LIV. — Un jeune homme de vingt et un ans, en descendant un escalier, tomba sur le coude. Le coude était fortement tuméfié, surtout en arrière et sur les côtés ; on remarquait dans ces endroits deux saillies molles, fluctuantes, séparées entre elles par un enfoncement qui répondait à l'olécrâne (épanchement articulaire) ; l'avant-bras était à demi fléchi sur le bras, l'olécrâne avait conservé ses rapports normaux ; la forme générale du coude n'est pas considérablement altérée, cependant, en dedans, la saillie des muscles grands supinateurs et radiaux paraît plus marquée qu'à l'état normal ; l'avant-bras ne peut être ni complétement étendu ni fléchi au devant de l'angle droit, la main est en pronation forcée ; à la partie externe du pli du bras, on sent une saillie assez volumineuse et arrondie ; cette saillie appartient au radius, elle se trouve de niveau avec l'épicondyle et au devant de cette apophyse ; au-dessous et en arrière de l'épicondyle, on ne sent pas d'enfoncement manifeste, sans doute à cause du gonflement, mais on reconnaît une petite saillie verticale qui appartient au bord postérieur de la petite cavité sigmoïde du cubitus ; la tête du radius est donc portée au-dessus et en avant de la petite tête du condyle

(1) *Gaz. des hôp.*, 1847, p. 177.

de l'humérus, et en même temps un peu en dehors; il y a probablement rupture du ligament annulaire. Les tentatives de réduction ont été inutiles, la luxation s'est constamment reproduite. Je suis porté à croire que les débris du ligament annulaire restés derrière la tête du radius s'interposent entre elle et le condyle huméral, et forment ainsi un obstacle auquel l'art ne peut aucunement obvier.

ARTICLE III.

Luxation en dehors.

Il existe au moins quatre exemples de cette lésion; je ne compte pas les cas cités par Monteggia, dans lesquels il y avait en même temps fracture du cubitus, ni celui d'Ast. Cooper, qui présentait une fracture de l'olécrâne, ni une observation de M. Adams, qui est de luxation congéniale.

Restent les quatre observations de MM. Adams, Gerdy, Nélaton, et Robert.

OBSERVATION LV (de M. Adams) (1). — Un étudiant en médecine, de vingt-trois ans, reçut, étant très-jeune, un coup de perche sur la partie moyenne et postérieure de l'avant-bras. Le bras a toujours été faible depuis cet accident; il y a sept ans, la faiblesse s'accrut, et le bras devint sujet à des luxations en avant, se produisant par la plus légère cause et guérissant très-facilement. Une dernière chute grave amena une telle luxation antérieure et externe, qu'il fut difficile de la réduire; le bras était dans la position fléchie, la tête du radius se sentait en haut et dépassait en dehors légèrement le condyle externe de l'humérus; le biceps était contracté, dur et tendu; la main était dans la supination, le bras était fléchi au point de former un angle aigu et ne pouvait être étendu. La luxation fut réduite par extension au bout de six semaines; un mois après, un faux mouvement reproduisit la luxation en avant. Réduction impossible. Six ans après, le radius se luxa de nouveau latéralement. La réduction fut très-difficile, on ne put ramener l'os que dans la position de la luxation en avant.

_____

(1) Rapportée par M. Littré, trad. d'Hippocrate, t. 3, p. 381.

OBSERVATION LVI (de M. Gerdy). — Il y a quelque temps, le hasard m'a offert un cas semblable à la consultation de l'hôpital Saint-Louis. Voici ce que mon souvenir me retrace de ce fait : L'accident est arrivé dans l'enfance, je crois, à l'occasion d'une chute; depuis lors, le radius est resté en dehors de l'articulation; quand l'avant-bras est fléchi, la tête du radius fait une saillie considérable en dehors de l'épicondyle, et non-seulement le doigt peut sentir et apprécier les formes de la capsule qui termine le radius, mais même la peau conserve habituellement en ce point une dépression qui s'est moulée sur la tête de l'os déplacé. Les mouvements d'extension et de flexion s'exécutent avec facilité, le malade n'est nullement gêné.

OBSERVATION LVII (de M. Nélaton) (2). — La tête du radius forme sous la peau une tumeur saillante située en dehors de l'épicondyle, à 3 centimètres du bord externe de l'olécrâne; elle a subi un mouvement ascensionnel de 15 à 20 millimètres; les muscles longs supinateurs et radiaux externes forment, en avant du radius et en dedans de la tête luxée, une saillie allongée qui se perd insensiblement sur le côté externe et antérieur; l'avant-bras est dans un état moyen entre la pronation et la supination; la supination est impossible, la possibilité de fléchir et d'étendre le bras est conservée. Le malade est atteint depuis son enfance de cette luxation; il accuse une cause traumatique.

OBSERVATION LVIII (de M. Robert) (3). — Un garçon boulanger, âgé de vingt ans, tomba en arrière dans un escalier; le coude, fléchi, porta sur l'angle d'une marche; quoique le coude fût très-gonflé, surtout à la partie externe, M. Robert put sentir, au centre de cette tuméfaction, une tumeur osseuse se continuant en bas avec le radius; le diamètre transversal était élargi, la flexion impossible, pas de différence de longueur. Les tentatives de réduction furent inutiles, la luxation se reproduisit constamment. M. Robert plaça le bras malade en supination. Seize jours après, le malade avait recouvré presque tous

(1) *Arch. gén. de méd.*, 2e série, t. 7, p. 161 ; 1835.
(2) Nélaton , *Élém. de pathol. chir.* , t. 2, p. 399.
(3) *Gaz. de méd.*, 1847, p. 951.

les mouvements du coude, excepté ceux de flexion, qui causaient quelques douleurs.

Ces quatre observations n'offrent pas des analogies assez frap-
pantes pour permettre d'en tirer une description générale.

Bornons-nous à constater que leur mécanisme est obscur, qu'une
grande violence est nécessaire pour disjoindre le ligament annulaire,
le ligament carré et le ligament interosseux, qui doivent être déchirés en grande partie; que deux fois, sur le même individu, cette
luxation a succédé à une luxation en avant, et que dans tous les cas
la réduction est difficile à maintenir.

ARTICLE IV.

Luxation incomplète. — Élongation.

Bien que ces deux mots aient souvent servi à désigner la même
affection, il est bon toutefois d'établir une distinction.

Ils peuvent se rapporter en effet à trois états bien différents et
qui méritent d'être signalés.

1° Il est très-vrai qu'il existe des *luxations incomplètes*, ou subluxations du radius en arrière et en avant, dans lesquelles la cupule du
radius n'a pas abandonné complétement le condyle. Ces cas se rencontrent fréquemment comme complication de la luxation isolée du
cubitus, et après la réduction d'une luxation complète du radius;
mais ils peuvent se montrer seuls aussi. Les symptômes sont alors,
suivant le sens du déplacement pour l'attitude, les mêmes que dans
la luxation antérieure et postérieure complète, c'est-à-dire la pronation et la demi-flexion, moins marqués cependant, et disparaissant
même sans réduction au bout d'un certain temps. Pour la déformation, on reconnaît par le toucher le côté de l'articulation sur lequel
la petite tête radiale fait saillie; il n'y a pas raccourcissement du
bord interne du bras. Il faut presque toujours recourir, dans les cas

de ce genre, non pas à l'extension qui n'a pas ordinairement de résultat, mais à l'application immédiate d'une petite attelle qui repousse d'une manière permanente la tête déplacée vers sa position normale.

Notre 44ᵉ observation se rapporte à une luxation incomplète en arrière de ce genre.

2° On a désigné aussi sous le nom d'*élongation* un état chronique de l'articulation, décrit par Boyer en termes assez obscurs, et dont la véritable nature nous paraît peu déterminée (1) :

« Dans les enfants chez lesquels des efforts répétés de pronation ont préparé la luxation, mais ne l'ont pas encore opérée, on s'aperçoit qu'elle est à craindre, en considérant le relâchement manifeste de l'articulation ; la saillie plus considérable que forme la tête du radius, pendant que l'on fait exécuter le mouvement de pronation, et surtout le léger engorgement douloureux des parties molles qui entourent l'articulation. Dans ce cas, les enfants se refusent à l'examen à cause de la douleur ; ils poussent des cris aigus, soit qu'on leur fasse exécuter les mouvements de pronation ou de supination, soit qu'on leur fasse exécuter ceux d'extension et de flexion de l'avant-bras, mais surtout quand on presse l'articulation elle-même... Cependant la luxation n'existe point encore, et on peut la prévenir en éloignant la cause qui a distendu les ligaments, en entourant l'articulation avec des compresses et un bandage roulé, en soutenant le membre au moyen d'une écharpe. Mais, si la cause continue d'agir, le ligament annulaire s'allonge de plus en plus, se rompt même, et la tête du radius abandonne entièrement la cavité sygmoïde du cubitus. Alors la luxation existe réellement.

3° Enfin Duverney (2) a entendu sous le nom d'*élongation*, et on entend aujourd'hui sous le nom de *luxation incomplète des enfants*,

(1) T. 4, p. 243.

(2) *Traité des maladies des os.*

une lésion dans laquelle, à la suite d'une violence quelconque, l'articulation du coude est prise subitement d'une douleur vive, et de
tous les autres symptômes d'une luxation du radius, sauf le déplacement qu'on ne peut constater, et qui, venue brusquement, s'en va
brusquement par la réduction.

Cette affection diffère de la véritable luxation incomplète, par
l'impossibilité où l'on est de constater une saillie osseuse anormale,
et de l'élongation décrite par Boyer, par les caractères d'acuité que
nous venons de mentionner.

Elle est l'apanage presque exclusif de l'enfance, et se produit ordinairement quand on exerce une traction violente sur leur avant-
bras, ou qu'on force la pronation. Duverney cite cependant des
exemples, analogues selon lui, produits par des causes différentes,
ou semblables chez des adultes. Il est douteux que Duverney n'ait
pas méconnu de véritables luxations complètes; mais une au moins
des observations qu'il rapporte (1), et une autre, rapportée par
M. Philippe Boyer (2), semblent démontrer la possibilité de la luxation par distension chez les adultes.

Les symptômes sont les suivants :

Pas de difformité appréciable; le bras est au quart fléchi. M. Perrin rapporte cependant deux cas dans lesquels le bras était complétement étendu ; pronation exagérée ; mouvements excessivement
douloureux. Quelquefois, à ces symptômes, il s'en joint un autre :
le gonflement œdémateux et douloureux du poignet, comme si l'articulation inférieure du radius participait à la lésion de l'articulation
supérieure (Rendu, Perrin).

Quelle est la nature d'une semblable affection? Il y a grande diver-
gence d'opinions entre ceux qui se sont occupés de cette question.
Quatre opinions sont en présence.

---

(1) Tome 2, p. 189.
(2) Note à la 7ᵉ édit. de Boyer.

1° Pour M. Goyrand (loc. cit.), « il se produit un léger écartement ; la contraction des muscles réagit contre cet écartement ; le biceps tire la tête du radius un peu en avant, tandis que les autres muscles appliquent et maintiennent cette tête ainsi déplacée contre la partie inférieure de l'humérus. La douleur qui est très-forte entretient la contraction des muscles.

2° La deuxième opinion se trouve formulée dans un article de la *Medic.-chir. rewiew* de 1839, et est rapportée par M. Gardener ; elle consiste à considérer la lésion qui nous occupe comme un simple décollement épiphysaire.

3° La troisième opinion a été soutenue par M. Gardener et M. Rendu. Le mouvement de pronation forcée amène la tubérosité occipitale du radius sous le bord externe du cubitus contre lequel elle reste fixée.

4° La quatrième enfin a été professée par M. Perrin. Ce n'est pas la pronation forcée qui détermine l'accident, mais une traction directe suivant la longueur. « Le cubitus fixé à l'humérus résiste, mais le radius cède facilement ; son extrémité supérieure s'éloigne légèrement du condyle huméral, et, en même temps, la tête radiale glisse par son côté articulaire sur la surface correspondante de la petite cavité sigmoïde et vient se placer directement au-dessous de cette cavité. Inférieurement, l'articulation radio-cubitale est plus serrée ; on conçoit que la puissance qui tend à opérer dans ce point un glissement analogue à celui d'en haut s'épuise bientôt, et se borne à distendre douloureusement les ligaments radio-cubitaux ; on s'explique maintenant la douleur et l'œdème du poignet. »

M. Gardener a réfuté l'opinion qui tend à considérer la luxation incomplète du radius comme un simple décollement épiphysaire. Il a montré en effet que les conditions et les conséquences de ces deux lésions ne sont pas les mêmes, et ne peuvent être confondues.

M. Goyrand a réfuté à son tour l'opinion de M. Gardener et de M. Rendu. Il fait observer que l'espace interosseux est trop large, que si la tubérosité occipitale passait sous le cubitus, la pronation serait trop forte pour qu'on puisse admettre une semblable théorie. Nous ajouterons qu'il suffit d'étudier les os de l'avant-bras dans leurs rapports naturels, pour s'assurer que, dans aucun cas, la tubérosité bicipitale ne peut venir prendre la position que ces auteurs lui ont assignée.

.Quant à M. Perrin, je doute qu'il ait réfléchi à ce fait, que pour que le radius, jouant sur le cubitus, pût venir arcbouter par sa cupule contre le bord inférieur de la petite cavité sigmoïde, il faudrait qu'il subît un mouvement d'abaissement de 14 millimètres chez l'adulte, et de 8 à 9 millimètres chez un enfant de six ans, déplacement énorme, et qui se manifesterait à l'extérieur au moins par une dépression très-sensible au-dessous du condyle huméral, et par des changements de rapport considérables dans les os du poignet.

Reste donc l'opinion de M. Goyrand, beaucoup plus sage, selon moi, mais qui ne satisfait pas cependant à toutes les conditions du problème. D'après nos expériences et nos recherches, voici quel nous paraît être le vrai mode de production de ces luxations.

Elles se produisent en général dans la combinaison de ces deux mouvements : pronation forcée, vive traction. La pronation forcée a pour résultat, comme nous le savons, 1° de porter la tête radiale un peu en avant, 2° de l'appliquer contre le condyle huméral. La traction, opérée simultanément, en s'opposant à ce dernier effet, permet au premier d'être poussé plus loin; le ligament carré se prête, s'allonge ou cède à sa partie postérieure, et la tête du radius est portée assez loin en avant. Que la traction cesse à ce moment, la tête du radius, dans sa nouvelle position, est vigoureusement appliquée et maintenue contre le condyle huméral, probablement par le bord postérieur de sa cupule : de là une pression réciproque et une douleur violente analogue à celle qui résulte du frottement et de la pression de deux surfaces articulaires contre un corps étranger interposé, et tous les symptômes qui en sont la consé-

26

quence. La luxation produite, les muscles concourent probablement à la maintenir d'après le mécanisme indiqué par M. Goyrand. Cette action peut même manquer, comme dans l'observation de M. Perrin, où le membre resta dans l'extension. C'est sur le ligament carré que porte en réalité l'élongation, et non point, comme on l'a cru si long-temps, sur les ligaments externes et annulaires, lesquels au contraire, par le fait même de la pronation forcée, contribuent à maintenir la tête du radius dans sa fausse position, fortement appliquée contre le condyle huméral.

Avons-nous cependant le droit de dire que toujours les choses se passent ainsi ? N'oublions pas que des auteurs recommandables ont, avec des symptômes identiques, parfaitement reconnu un déplacement ; dans certains cas, en avant, comme dans les observations de Dugès, dans certains cas aussi, en arrière, comme dans les observations de Martin (de Lyon). Les premiers peuvent à la rigueur rentrer dans la théorie que nous venons de développer ; ils sont les derniers termes de ce qu'elle peut produire. Mais il n'en est pas de même des seconds ; ceux-là n'ont pas été certainement déterminés par la pronation forcée. Nous avons vu comment, dans l'état de pronation, par l'impulsion des doigts, la tête du radius pouvait être repoussée en arrière ; elle peut l'être incomplétement dans ce sens, comme elle nous a paru pouvoir l'être en avant par la pronation forcée. Que le bord antérieur de la cupule vienne se loger dans le condyle, si les ligaments externe et annulaires ne sont pas déchirés, ils seront du moins tendus, et appliqueront fortement la tête radiale dans sa nouvelle position contre le condyle huméral ; nous aurons alors des conditions analogues à celles de la luxation incomplète en avant. Dans les mouvements, une pression réciproque, un frottement anor-mal, seront exercés entre les deux surfaces articulaires. De là la dou-leur et tous les symptômes signalés ; de là aussi la suspension brusque des mouvements ; le bras reste immobile dans la pronation, etc. Les symptômes présenteront donc une grande ressemblance dans les deux cas ; et si l'on consulte les observations, on ne voit guère qu'une légère différence et qui encore n'est pas absolue : c'est que dans les premières la flexion est constante, et que dans les secondes (observ. de Martin) elle peut manquer quelquefois.

A ce titre, l'observation de M. Perrin pourrait bien, comme du reste M. Malgaigne l'a déjà fait remarquer, se rapporter à la luxation en arrière.

Quoi qu'il en soit, cette affection n'est pas grave, abandonnée à elle-même ; elle guérit toujours, toutefois après un certain temps, en sorte que la réduction doit être tentée dans tous les cas.

Les moyens de réduction ont varié, avec les théories. Pour MM. Rendu et Gardener, le retour forcé à la supination suffit. Ce procédé peut réussir quelquefois, mais il a échoué entre les mains de M. Goyrand. Le plus sûr est d'exercer l'extension, de ramener le membre en supination et de le fléchir brusquement. Ce procédé, déjà recommandé par Martin (de Lyon), et préconisé par M. Goyrand, a toujours été suivi de succès.

OBSERVATION LIX (de M. Goyrand). — Le 9 septembre 1839, on conduisit chez moi une petite fille âgée de trois ans. Marchant sur un pavé inégal, elle perdit l'équilibre, et sa mère la retint par la main droite. Au même instant, l'enfant poussa des cris aigus, et ne put plus se servir de son membre. On me la présenta une heure après, et je reconnus le déplacement dont je m'occupe. L'avant-bras était au quart de flexion ; la main en pronation était pendante ; le membre était immobile ; point de difformité au coude ; point de gonflement. Si on tentait de ramener la main en supination, l'enfant jetait les hauts cris. Je saisis le coude de l'enfant avec la main gauche ; sa main avec la droite, et, sans faire aucune extension, je ramenai peu à peu la main en supination. La réduction n'eut pas lieu, et dès que je laissai aller la main, elle retomba en pronation. J'exécutai alors la manœuvre que j'ai décrite, je sentis le claquement caractéristique de la réduction.

OBSERVATION LX (de M. Perrin). — Une petite fille âgée de huit mois. La mère voulut introduire le bras gauche de l'enfant dans une manche étroite ; elle saisit et tira la main avec une certaine force. La main était probablement en demi-pronation. La petite fille jeta un cri, et resta dans l'impossibilité de se servir de son bras. Le membre supérieur gauche était *complétement étendu*, pendant sur le côté du tronc. La main en demi-pronation; les doigts légèrement fléchis; le bras immobile; le mouvement de supination est impossible; la tentative très-douloureuse; la flexion de l'avant-bras sur le bras est douloureuse mais complète; au niveau de l'articulation, ni rougeur, ni gonflement, ni déformation. L'exploration ne permet pas de constater le moindre changement dans les rapports des os. Je renvoie, à cause de la douleur, la réduction au lendemain; elle survient spontanément pendant la nuit.

4ᵉ GENRE. — *Luxation du cubitus en arrière et du radius en avant.*

L'histoire de ces luxations repose sur trois faits : 1° une observation de M. Bulley (1), 2° une observation de M. Debruyn (2), une du Dʳ Mayer (3).

OBSERVATION LXI (de M. Bulley). — Un homme de vingt-huit ans, bien portant et vigoureusement musclé, tomba sur la main du haut d'un fourneau. Lorsqu'il se présenta à l'hôpital, le membre était singulièrement raccourci; il souffrait des douleurs excessives qui s'étendaient principalement dans la direction du nerf cubital. En le relevant, on avait placé l'avant-bras dans une légère flexion, attitude qui lui paraissait la moins incommode. Le cubitus avait été poussé en arrière, et faisait saillie sur la surface postérieure de l'humérus. L'apophyse coronoïde était située sur la cavité destinée à loger l'olécrâne. Le tendon du triceps était très-tendu, ainsi que ceux du biceps et du brachial antérieur. *La tête du radius avait subi un déplacement curieux; croisant le cubitus, elle était placée un peu en dessus et en dehors de la place que l'apophyse coronoïde occupe dans l'état naturel; on pouvait aisément la sentir dans ce lieu. Les parties molles n'étant que très-peu tuméfiées,* on fit l'extension, le bras étant dans la flexion, le cubitus seul se réduisit; le radius fut réduit difficilement, et dans un deuxième temps.

(1) *Gaz. méd.*, 1841, p. 666.
(2) *Annales de chirurg.*, 1843.
(3) *Gaz des hôp.*, 1848, p. 235.

OBSERVATION LXII (de M. Debruyn).—Denappe, âgé de quarante-quatre ans,le 10 mars 1841, tomba de 8 pieds de haut sur le coude, le bras fléchi et écarté du tronc. Coude tuméfié, déformé; le diamètre antéro-postérieur de la région est allongé notablement; le transversal est raccourci; le membre, mesuré de l'apophyse acromion à l'olécrâne, est plus court; l'olécrâne est remontée sur la face postérieure de l'humérus, à une hauteur de deux à trois travers de doigt, à égale distance de l'épicondyle et de l'épitrochlée; le tendon du triceps fait saillie; on ne sent pas, au côté externe de l'olécrâne, la petite tête du radius; le pli du bras est effacé; on y sent l'extrémité inférieure de l'humérus; la luxation en arrière du cubitus fut reconnue et réduite. Dès lors les signes de la luxation du radius en avant furent des plus évidents. En suivant le radius de bas en haut, on reconnaît que son extrémité supérieure s'est portée en avant. A la partie externe du pli du bras, on sent, au devant de l'extrémité inférieure de l'humérus, au niveau de son condyle articulaire, la saillie de la petite tête du radius. La réduction fut obtenue par l'extension, en poussant avec les pouces la tête du radius à sa place.

OBSERVATION LXIII (de M. Mayer).— Le nommé Tengel, âgé de vingt-quatre ans, étant ivre, fit une chute dont il ne put rendre compte. L'avant-bras est a'plat diagonalement, c'est-à-dire de dehors en dedans, et d'avant en arrière. Les tubérosités externes et internes de l'humérus font saillie. L'olécrâne, au lieu d'être au niveau de l'épitrochlée, se trouve être à quelques lignes au-dessus; la tête du radius est dans l'espace compris entre les condyles interne et externe sur la face antérieure de l'humérus, plus haut que le condyle externe.

Une première tentative de réduction, le bras étant étendu, fut faite sans succès.

L'auteur, concevant alors que l'obstacle à la réduction provenait de ce que l'humérus était pincé entre les deux os de l'avant-bras resserré sur lui, pensa que l'état de flexion suffirait pour produire leur écartement et faciliter la réduction.

Mais de nouvelles tentatives, faites dans ce sens, ne réussirent pas davantage (voy. obs. 1).

Mécanisme. Le mécanisme a été étudié par M. Mayer; il reconnaît deux cas possibles : 1° Une chute sur le coude fléchi. Le choc agissant en deux temps, une première violence pousse le radius en avant, une seconde pousse l'humérus en avant du cubitus.

2° Une chute sur la main. Les muscles sont tendus et agissent sur les os; le biceps tire le radius en avant; le triceps, le cubitus en arrière. La résistance que l'humérus rencontre se trouve dès lors le radius en avant, maintenu par le ligament annulaire, l'olécrâne en arrière. Si l'olécrâne se rompt, le brachial, se joignant au biceps, tire les deux os en avant; si c'est le ligament annulaire, le radius est entraîné en avant, et le cubitus en arrière; la luxation que nous étudions a lieu.

A la première théorie, je répondrai : l'auteur n'explique pas comment, dans une chute sur le coude, la luxation du cubitus peut avoir lieu, à moins de fracture de l'apophyse coronoïde.

A la seconde, quand l'humérus pèsera sur les surfaces articulaires de l'avant-bras, sur le radius et le cubitus en même temps, je ne vois point quelle est la puissance qui agira sur le ligament annulaire pour le rompre, et, quand il serait rompu, comment, l'humérus ne cessant d'appuyer de tout le poids du corps sur le radius et le cubitus, la puissance musculaire suffira pour entraîner le radius en avant et le cubitus en arrière.

Je laisserai de côté tous les cas dans lesquels la luxation s'opère en deux temps, d'abord celle du radius en avant, puis celle du cubitus en arrière. Chacune des luxations partielles peut alors s'exercer par son propre mécanisme; je ne considérerai que les cas où, comme cela a dû se passer dans les observations que je rapporte, la luxation s'est faite en un seul temps.

Je ne la crois possible que par deux théories : celles de la torsion et de la flexion latérale combinées ensemble, mais l'une ou l'autre pouvant prédominer.

1° Je suppose un mouvement de torsion extrême imprimé à l'avant-bras dans le sens de la pronation, qui non-seulement produise la pronation forcée, mais la rotation du cubitus sur son axe : premier effet correspondant à la pronation forcée, rupture des ligaments externe et annulaire, tendance du radius à passer en avant; second effet correspondant à la rotation du cubitus, dégagement de l'apophyse coronoïde et tendance à la luxation du cubitus en arrière. Dans ce mouvement, l'extrémité inférieure de l'humérus est comme de champ placé entre le cubitus, qui se luxe en arrière, et le radius, qui se luxe en avant, le ligament annulaire est rompu ; l'humérus, par sa vitesse acquise ou par le poids du corps, s'enfonce entre les deux os. Il suffit, comme on le voit, d'une chute sur la main, dans la pronation forcée, pour produire cette luxation ; tel a été probablement le mécanisme dans l'observation de M. Bulley.

2° Je suppose que le bras soit fortement plié en dedans : écartement en dehors, rupture du ligament annulaire ; que l'avant-bras soit poussé en dehors, comme dans la luxation latérale externe, et naturellement il viendra se placer de champ, en se tordant sur son axe. Il suffit que ce mouvement un peu exagéré fasse passer l'apophyse coronoïde sous l'épicondyle, pour que l'humérus, appuyant par le petit rebord qui va du condyle à l'épicondyle sur l'espace qui sépare le radius du cubitus, et d'où a disparu le ligament annulaire, passe entre les deux os. Peut-être est-ce à une cause de ce genre qu'il faut attribuer la luxation décrite dans l'observation de M. Debruyn. Le malade était tombé « sur le coude, le bras fléchi et dans l'abduction, » comme cela arrive si communément dans la luxation en dehors.

Anatomie pathologique. — Le cubitus est porté sur la face postérieure de l'humérus, quelquefois un peu en dehors, le radius sur la face antérieure. On conçoit que tous les ligaments doivent être détruits.

Symptômes. — Saillie sur la face postérieure de l'humérus, saillie sur la face antérieure, dépression sous l'extrémité interne et sous l'extrémité externe de la surface articulaire de l'humérus, saillie de ces deux extrémités qui se dessinent sous la peau, forme plus arrondie du coude, ou plutôt quadrangulaire, torsion de l'avant-bras sur son axe : telle est la physionomie générale de cette affection.

Le diamètre transverse de la partie supérieure de l'avant-bras est diminué, l'antéro-postérieur augmenté; raccourcissement du membre, raccourcissement des distances qui vont des tubérosités humérales aux apophyses styloïdes, et de l'acromion à l'olécrâne.

Une flexion très-légère est l'attitude constante; l'avant-bras est en outre entre la pronation et la supination. Tous les mouvements sont gênés et excessivement douloureux.

Cette luxation est facile à reconnaître dans les premiers temps; mais, comme les désordres sont très-graves, le gonflement ne tarde pas à faire disparaître la plupart des signes.

Elle n'est pas toujours facilement réductible. J'ai déjà cité l'observation du Dr Mayer, dans laquelle la réduction fut complétement impossible, ce qu'il attribue à l'interposition de l'humérus entre le radius et le cubitus, terminés par des têtes plus volumineuses que le corps et resserrés sur l'humérus en manière de pinces. M. Mayer essaya, mais en vain, d'écarter les deux mors de la pince en forçant la flexion et en faisant l'extension dans cette position. M. Bulley et M. Michaux, dans l'observation de M. Debruyn, n'ont obtenu la réduction qu'en deux temps, réduction du cubitus d'abord et du radius ensuite.

M. Debruyn propose toutefois d'obtenir en un seul temps la réduction des deux os. « La contre-extension et l'extension étant faites par des aides, le chirurgien embrasserait le coude avec les deux mains, les pouces étant appliqués sur le sommet de l'olécrâne, qu'ils poussent, aidés par les genoux, de haut en bas et d'arrière en avant, tandis que les doigts, placés dans le pli du bras, pressent d'avant en arrière la tête du radius. »

CHAPITRE IV.

DIAGNOSTIC DIFFÉRENTIEL DES LUXATIONS DU COUDE.

Nous avons, jusqu'à présent, énuméré et décrit toutes les luxations du coude; nous les connaissons individuellement. Nous allons maintenant jeter un coup d'œil général sur ce que nous venons d'analyser, tracer un tableau vif, rapide, où toutes ces lésions reparaîtront, comparées avec les lésions qui leur ressemblent le plus, mises en parallèle entre elles, présentées sous leur côté le plus saillant, et tirer de cette vue d'ensemble, autant du moins que cela sera possible, les caractères particuliers qui nous permettent de les distinguer.

Voici la marche que nous suivrons. Nous indiquerons d'abord les sources où il est convenable de puiser les éléments de ce diagnostic.

Une fois en possession de ceux-ci, nous chercherons à résoudre successivement les deux questions suivantes. Un cas étant donné, déterminer 1° s'il y a luxation du coude, et 2° quelle espèce de luxation.

Une luxation consiste toujours dans un changement de rapports survenu entre des surfaces articulaires.

Or les surfaces articulaires du coude se manifestent à l'extérieur par des saillies, des éminences, qui les terminent, et dont l'existence est appréciable à travers les parties qui les recouvrent.

Bien connaître ces saillies et bien connaître les rapports qu'elles affectent entre elles, à l'état normal, est donc le premier élément du diagnostic. Ces saillies sont l'épitrochlée et l'épicondyle qui terminent en dehors et en dedans l'extrémité articulaire humérale ; puis l'olécrâne, apophyse terminale du cubitus, située en arrière à égale

27

distance de l'une et de l'autre tubérosité, sur un plan un peu postérieur, correspondant à peu près à la ligne qui les unit, dans l'extension, inférieur à cette ligne de 2 centimètres environ dans la flexion
à angle droit ; enfin la tête du radius, moins proéminente que les
autres, mais reconnaissable à travers la peau, aux mouvements de
rotation qu'on lui imprime par la pronation et la supination.

Il faut, en second lieu, connaître l'anatomie de la région, la forme
des os, la disposition des muscles ; car, outre les saillies normales,
ces parties peuvent, dans certaines luxations, en former d'anomales
que l'on doit reconnaître.

Tout le diagnostic des luxations du coude se trouve dans ces deux
données, car tout changement de rapport dans les surfaces articulaires se trahit à l'extérieur par les deux faits suivants :

Changement de position respective dans les saillies normales.

Apparition de saillies anormales.

Pour bien apprécier les variations des saillies normales, il faut les
rapporter à des points fixes pris sur l'os, auquel la saillie appartient,
ou sur les autres os qui concourent à former l'articulation.

Nous distinguerons ces points fixes en ceux qui entourent immédiatement l'articulation et qui sont pris sur les saillies péri-articulaires
elles-mêmes : ils sont au nombre de quatre, et correspondent aux
quatre saillies de l'articulation, épicondyle, épitrochlée, olécrâne,
tête du radius ; et ceux qui sont pris hors des limites de l'articulation
malade, tels que la tête de l'humérus, ou mieux l'acromion, quand
l'articulation scapulo-humérale est intacte, les apophyses styloïdes
radiale et cubitale.

Nous appellerons les premiers, *points articulaires,* et les seconds,
points non articulaires.

On peut poser en principe, d'une manière générale :

1° Qu'une variation de distance entre deux points quelconques pris
sur le même os, humérus, radius, cubitus, indique sûrement une
fracture de cet os.

2° Qu'une variation de distance entre le point articulaire du cubi-tus ou du radius, et le point non articulaire de l'humérus, entre l'olécrâne et l'acromion, par exemple, indique une fracture ou une luxation : une fracture, si la même variation n'existe pas entre l'un des points articulaires de l'humérus et le point non articulaire du radius ou du cubitus, entre l'épitrochlée et l'apophyse styloïde cubitale, par exemple; une luxation, quand la même variation se reproduit entre ces points.

3° Qu'une variation de distance entre un point articulaire huméral et le point articulaire radial ou cubital, entre l'épicondyle et l'olécrâne, par exemple, indique une fracture ou une luxation : une fracture, si une variation inverse n'existe pas entre le point articulaire cubital ou radial et l'autre point huméral, comme entre l'olécrâne et l'épi-trochlée; une luxation dans le cas contraire.

4° S'il n'y a pas de variation de distance entre les points articulaires ou non articulaires, il n'y a *probablement* ni fracture ni luxation. Si la fracture existe, elle est sans chevauchement, et la luxation in-complète du radius chez les enfants peut seule se présenter dans de semblables circonstances, encore est-elle toujours reconnaissable par la cause qui l'a produite et l'attitude qu'elle détermine dans le membre du malade.

Si nous nous demandons maintenant avec quelles maladies une luxation du coude peut être confondue, nous écartons d'abord toutes celles dont la cause n'a pas été une violence immédiate, les tu-meurs blanches, les arthrites, etc., et il ne nous reste que trois af-fections : la contusion, l'entorse, et la fracture.

Avec les principes que nous venons de poser, la distinction est facile.

1° Quand un coude tuméfié, enflammé, à la suite d'une violence extérieure, n'offrira pas de variation de distance entre les points que nous avons indiqués, on peut affirmer qu'il n'y a pas d'autre luxa-tion possible que l'incomplète des enfants, et que la fracture est peu probable. On devra donc pencher pour une contusion ou une entorse, suivant que la violence a été directe ou indirecte.

2° Quand on trouvera une variation entre deux points pris sur le même segment du membre, entre l'épicondyle et l'épitrochlée, entre l'épitrochlée et l'acromion, entre l'olécrâne et l'apophyse styloïde cubitale, il y a sûrement fracture intercondylienne dans le premier cas, de la partie inférieure de l'humérus, dans le deuxième, de l'olécrâne dans le troisième.

3° Quand on trouvera un raccourcissement entre l'acromion et l'olécrâne, ce raccourcissement indiquera une luxation, si le même raccourcissement se retrouve entre l'épitrochlée et l'apophyse styloïde cubitale; une fracture, si la distance entre ces deux derniers points est restée la même qu'à l'état sain.

4° Quand on constatera un écartement de l'épicondyle et de l'olécrâne, si l'olécrâne est rapproché de l'épicondyle de la même distance, il y aura luxation; si la distance entre l'épitrochlée et l'épicondyle n'a pas varié, c'est qu'il y a une fracture entre l'épitrochlée et l'olécrâne.

5° Enfin, toutes les fois que, le coude étant malade, on trouvera une saillie anormale qui représente évidemment une portion des surfaces articulaires, on est fondé à dire qu'il y a luxation.

Quand les signes irrécusables d'une luxation et d'une fracture articulaire existent en même temps, on peut affirmer qu'il y a complication des deux affections.

Avec ces données, le diagnostic de la luxation est donc possible dans la presque universalité des cas.

Reste maintenant, la luxation étant constatée, à déterminer quelle est l'espèce de luxation produite.

Nous pouvons de prime abord, pour la facilité du diagnostic, séparer les luxations du coude en deux grandes catégories :

1° Celles dans lesquelles le cubitus est déplacé;

2° Celles dans lesquelles il n'est pas déplacé, celles du radius par conséquent.

Les premières entraînent toujours nécessairement un changement de position dans l'olécrâne ; c'est là le point capital, et qu'il faut étudier avec soin.

A côté de celui-ci, un autre caractère très-important à noter, c'est la constatation de la place qu'occupe la tête du radius ;

Et un troisième enfin, l'appréciation de la saillie anormale que forme l'extrémité inférieure de l'humérus ou la partie de cette extrémité abandonnée par l'os déplacé.

Avec ces trois caractères, on peut déterminer toutes les espèces de luxations de la première catégorie.

Le premier soin doit être de chercher l'olécrâne à la partie postérieure et inférieure de l'humérus. Or voici les quatre cas qui peuvent se présenter : ou l'olécrâne est au-dessus de sa position normale, et plus saillant qu'à l'ordinaire, ou il est porté en dedans, ou il est porté en dehors, ou il a complétement disparu.

Examinons successivement chacun de ces cas.

1° L'olécrâne est porté en haut. Invoquons immédiatement les deux autres caractères : Où est la tête du radius? Quelle est l'étendue de la partie de l'extrémité humérale laissée à nu ?

Et voici les circonstances qui peuvent se présenter :

Ou la tête du radius est déplacée en arrière, et faisant saillie à côté de l'olécrâne, tandis que toute l'extrémité inférieure de l'humérus se dessine sous forme de tumeur en avant, et l'on a sûrement affaire à une *luxation de l'avant-bras en arrière, complète* ou *incomplète,* suivant que l'olécrâne est au-dessus ou au-dessous des tubérosités humérales dans la demi-flexion.

Ou la tête du radius est à sa place, roulant sous le doigt, et l'extrémité humérale seulement saillante en dedans, c'est la *luxation isolée du cubitus,* qui peut être aussi *complète* ou *incomplète.*

Ou enfin la tête du radius n'étant pas en arrière, n'étant plus à sa place, on la trouve en avant, l'extrémité humérale fait alors saillie par son côté interne où l'on reconnaît la trochlée, par son côté externe où l'on reconnaît le condyle, *c'est la luxation du cubitus en arrière et du radius en avant.*

2° L'olécrâne est porté en dehors. Tantôt il reste toujours sur la ligne articulaire, une portion seule de l'extrémité humérale est saillante en dedans, l'épicondyle saillant encore en dehors : *luxation incomplète en dehors.*

Tantôt l'olécrâne, porté tout à fait en dehors de la surface articulaire de l'humérus dont on reconnaît la trochlée et le condyle, embrasse et cache l'épicondyle; le radius a passé en haut et en avant : *luxation en dehors sous-épicondylienne.*

Ou bien enfin, toute l'extrémité inférieure de l'humérus, épitrochlée, trochlée, condyle, épicondyle, sont abandonnés par l'olécrâne qui est tout à fait en dehors et en haut, le long du bord externe de l'humérus : *luxation complète en dehors* ou *sus-épicondylienne.*

L'olécrâne peut être porté en haut et en dehors, mais de manière toutefois à rester contre la face postérieure de l'humérus, et conservant le radius à son côté, ce n'est qu'une variété de la luxation en arrière : *luxation en arrière et en dehors.*

3° L'olécrâne est porté en dedans. Ou la tête du radius est située au-dessous de la trochlée, la partie externe de la surface articulaire humérale est seule bien appréciable : *luxation incomplète en dedans.*

Ou la tête du radius a glissé en avant ou en arrière de la trochlée, l'extrémité humérale proémine tout entière dans un sens, l'olécrâne est remonté de manière à embrasser par sa cavité sigmoïde l'épitrochlée qui est saillante encore en dehors : *variétés radio-antérieure et radio-postérieure de la luxation incomplète en dedans.*

4° L'olécrâne a disparu en arrière, ce qui ne peut s'expliquer que par la luxation en avant. La position de l'olécrâne au-dessous ou en avant de l'extrémité humérale sera suffisamment démontrée par l'allongement du membre dans le premier cas, et par la présence de l'olécrâne en avant et la saillie de l'extrémité humérale en arrière dans le second.

Restent maintenant les luxations dans lesquelles il n'y a pas de déplacement du cubitus.

Les caractères qui permettront de les distinguer seront :

1° Le changement de position de la tête radiale,

2° La saillie du condyle huméral abandonné,

Qui permettent de juger si la luxation est en arrière, en avant, en dehors.

La luxation incomplète des enfants, qui est sans déplacement appréciable, ne peut être comprise dans ce diagnostic. On pourra cependant affirmer qu'elle existe quand on trouvera réunies les circonstances suivantes : jeunesse du sujet, cause violente, en général, une pronation forcée ; douleur vive, immobilité dans la pronation exagérée, disparition de tous ces phénomènes par la réduction.

Tel est, rapidement esquissé, le diagnostic différentiel des luxations du coude.

J'aurais pu m'appesantir sur ce sujet, donner des signes différentiels plus complets, plus circonstanciés, mais j'ai pensé que ce simple cadre suffisait, et qu'en le rapprochant des faits symptomatiques, sur lesquels je me suis longuement étendu, il était facile de réunir tous les éléments d'un diagnostic minutieux. Ce travail, j'aurais certainement pu le faire moi-même, mais c'était m'exposer à des redites nombreuses, et dépasser mon but, qui a été, dans le dernier chapitre, de présenter un résumé rapide, une courte synthèse des descriptions un peu longues et peut-être surchargées de détails qui ont fait l'objet des chapitres précédents.

EXPLICATION DE LA PLANCHE.

—

Fig. 1. — Ligament radio-cubital supérieur (*ligament carré*). *a.* Ligament carré. *b* et *c.* Débris du ligament annulaire.

Fig. 2. — Luxation complète en dehors, datant de six ans; état de demi-flexion. *a.* Face interne du bras. *b.* Face antérieure de l'avant-bras, devenue interne par suite de la torsion qu'a éprouvée cette partie du membre supérieur. *c.* Sommet de l'olécrâne. *d.* Extrémité inférieure de l'humérus. *e.* Épitrochlée. *f.* Trochlée.

Fig. 3. — Le même état d'extension. *a.* Face antéro-externe du bras. *b.* Extrémité inférieure de l'humérus. *c.* Saillie que fait l'extrémité supérieure du cubitus et du radius au côté externe de l'humérus. *d.* Bord externe de l'avant-bras, devenu antérieur.

Fig. 4. — Disposition des surfaces articulaires sur la pièce de M. Poumet.

Fig. 5. — Luxation du coude en dedans, variété radio-postérieure (pièce de M. Broca); face interne de l'articulation. *a.* Épitrochlée. *b.* Sommet de l'olécrâne. *c.* Angle de l'olécrâne. *d.* Apophyse coronoïde. *e.* Tête du radius.

Fig. 6. — Disposition des os, sur la même pièce. *a.* Épitrochlée. *b.* Sommet de l'olécrâne. *c.* Angle de l'olécrâne. *d.* Apophyse coronoïde. *e.* Tête du radius. *f.* Dépression entre l'épitrochlée et le reste de l'extrémité inférieure de l'humérus, trace probable d'une fracture.

Fig. 7. — Luxation du radius en avant (pièce 252 du musée Dupuytren). *a.* Ligament annulaire conservé.

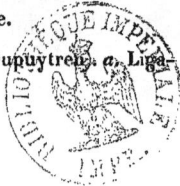

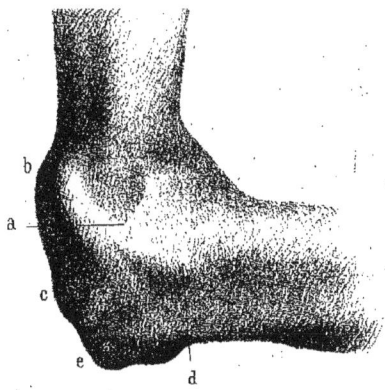

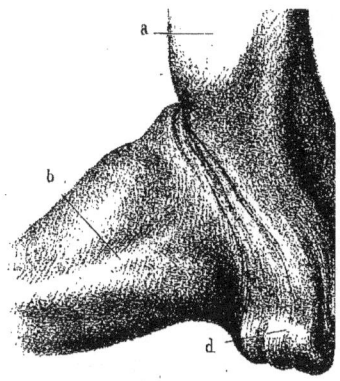

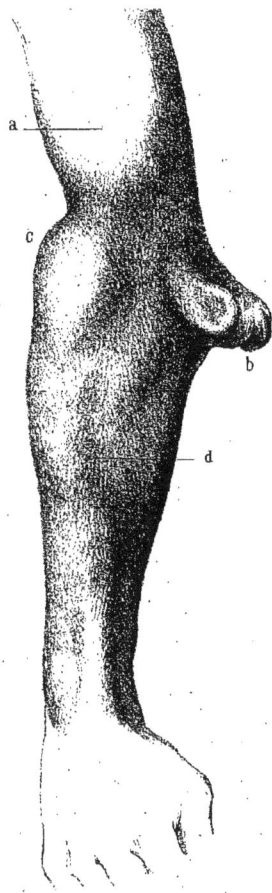

Fig. 6.

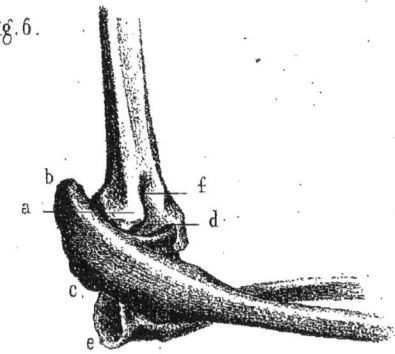

Fig.

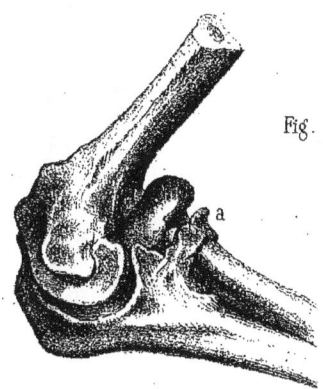

Fig. 1

Fig. 4

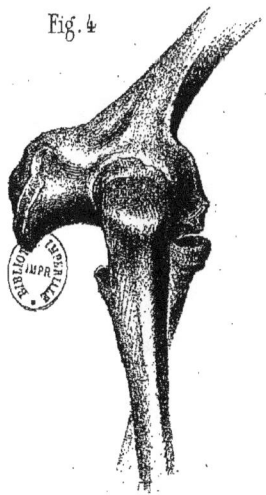

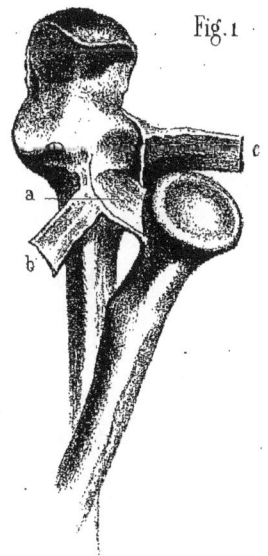

www.ingramcontent.com/pod-product-compliance
Lightning Source LLC
Chambersburg PA
CBHW070512200326
41519CB00013B/2787